AF403076

CONTRIBUTION A L'ÉTUDE

DU

DIABÈTE TRAUMATIQUE

PAR

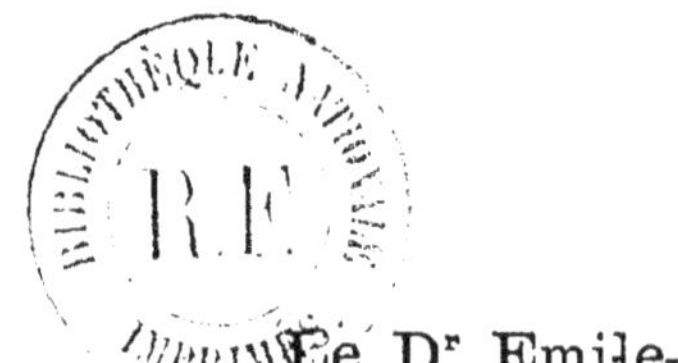

Le Dr Emile-Eugène JODRY

Médecin Stagiaire au Val-de-Grâce.

———

LYON

ALEXANDRE REY, IMPRIMEUR DE LA FACULTÉ DE MÉDECINE

4, RUE GENTIL, 4

—

1897

A MON PÈRE ET A MA MÈRE

A MON FRÈRE

A mon Cousin M. Charles ZURCHER

A MES AMIS

A mon Président de Thèse

M. LE PROFESSEUR LÉPINE

*L'idée première de ce travail revient à M. le Profes-
seur Lépine; il a bien voulu aussi nous guider de ses
conseils. Qu'il nous permette donc de lui témoigner ici
notre plus vive gratitude pour l'honneur qu'il nous a fait
en acceptant la présidence de notre thèse et pour l'a-
mabilité extrême avec laquelle il nous a toujours reçu.*

*Nous adressons également nos remercîments à nos
Maîtres de la Faculté et des Hôpitaux civils, ainsi
qu'à nos Chefs de l'Ecole du Service de Santé militaire
et de l'Hôpital Desgenettes.*

*Nous tenons aussi à assurer de notre sincère amitié
et de notre plus vive sympathie tous ceux de nos camarades de promotion et d'Ecole qui furent pour nous
d'excellents amis.*

E. J.

INTRODUCTION ET HISTORIQUE

Les premiers cas de diabète traumatique datent du commencement de ce siècle ; cependant Fischer a considéré comme concluantes deux observations du siècle dernier, celles de Pouteau (1783) et Malaval, qui manquent pourtant « d'une preuve indispensable, l'analyse des urines ».

Les premiers faits du siècle actuel sont ceux de Grégory (1807), J. Frank (1812), Larrey (1820), Kiessling (1828), Reid Clanny (1837), Golding Bird (1839).

Ce n'est qu'à partir de 1850, après les célèbres expériences de Cl. Bernard, que les observations de diabète traumatique se multiplièrent.

En 1853, Goolden, dans un mémoire lu à la Société Harvéienne, en fait connaître toute une série de cas : tous les malades auraient guéri par un traitement encéphalique. Malheureusement nous ne possédons que quelques notes ; les observations n'ont pas été publiées.

En 1856, H. Neuffer, dans une thèse soutenue à Tubingen, rapporte plusieurs observations de diabète insipide (polyurie traumatique simple).

En 1859, Griesinger, sur 225 cas de diabète qu'il a

réunis, en trouve 13 d'origine traumatique : ce sont les faits de Griesinger, Szokalski, Hodges, Marsh, Rosenstein, Goolden, Plagge, Jordao, Kissling, Canuti, Vallon, Reid Clanny, Frank. Son article dans les *Archiv f. physiol. Heilkunde* est basé sur un total de 20 observations, car il en ajoute sept autres (Itzigshon, Stosch, Rayer, Tood, Goolden [3]), à celles que nous avons rapportées tout d'abord.

Le premier travail vraiment important est celui de Fischer, paru dans les *Archives générales de médecine*, 1862. Il y réunit 43 cas, dont 21 blessures de tête et 22 lésions traumatiques diverses et les divise d'après le contenu de l'urine en quatre classes : polyurie simple, polyurie avec glycosurie légère, glycosurie légère et glycosurie permanente. Parmi les observations qu'il a recueillies, citons celles de Debrou, Baudin, Moutard-Martin, Martin, Charcot, Jacquemet, Cl. Bernard, Dolbeau, Chassaignac, Bouvier, Rayer, Bouchut, Marrotte, Gosselin, Guentzler.

Citons ensuite, en 1859, l'article de Fritz, dans la *Gazette hebdomadaire*, « Du diabète dans ses rapports avec les maladies cérébrales », en 1868, la thèse de Jacquier, *Du diabète traumatique*, en 1873, la thèse de Schaper, *Ein Fall von Diabetes mellitus enstanden durch Trauma*.

Les différents *Traités du diabète*, de Seegen (1874), Lécorché (1877), Frerichs (1884), nous font connaître aussi un certain nombre de cas de diabètes consécutifs à

dès traumatismes et consacrent quelques pages à la glycosurie et à la polyurie traumatique.

En 1888, MM. Brouardel et Richardière étudient le
« diabète traumatique au point de vue médico-légal »
(Annales d'hygiène publique et de médecine légale).
Ils en rapportent plusieurs observations, personnelles, et,
dans leur travail basé sur 33 observations, concluent à la
distinction d'un diabète sucré précoce, aigu et bénin, et
d'un diabète retardé, chronique, à pronostic extrêmement
grave. Ils exposent, d'une façon très complète et inattaqua-
ble, les moyens d'établir le diagnostic étiologique de la
maladie dans les cas de diabète tardif.

En 1891, paraît la thèse de Mlle Bernstein- Cohan, qui
a pour but « de faire ressortir certains caractères de la
maladie non suffisamment soulignés et surtout de mettre
en lumière ce qui a été fait sur le mécanisme de la glycosurie par lésions expérimentales du système nerveux et
démontrer son identité à celui du diabète traumatique. »

Les derniers travaux sur le diabète traumatique, sont
ceux d'Ebstein et d'Asher. En 1892 *(Berliner klinische
Wochenschrift)* et en 1895 *(Deut. Arch. f. klin. Medicin)*, Ebstein étudie le diabète sucré et la névrose traumatiques au point de vue des assurances sur la vie ; il en
rapporte six observations personnelles sur un total de
116 diabétiques qu'il a eus à traiter.

En 1894, W. Asher, dans une thèse parue à Iéna et
basée sur un nombre considérable d'observations, étudie

le diabète traumatique à l'occasion d'un cas, très bien et longuement rapporté par lui, où cette affection s'est développée en même temps que la névrose traumatique.

Citons pour terminer, en 1895, le travail de Higgens et Ogden (*Boston med. and surg. Journal*), qui rapportent une vingtaine d'observations de glycosurie traumatique parmi les 212 cas de traumatismes de la tête qu'ils ont observés. Malheureusement, presque tous ces faits ne sont que de la glycosurie excessivement passagère et non du diabète ; nous n'en retiendrons que 3 cas où le sucre a persisté jusqu'à la mort et qui ont été suivis d'autopsie.

C'est à l'occasion d'un cas, observé dans son service de l'Hôtel-Dieu de Lyon, que M. le professeur Lépine a bien voulu nous confier, comme sujet de thèse, le diabète traumatique.

Le nombre des cas où l'on a observé le diabète à la suite de traumatismes est actuellement considérable : bien que nous n'ayons pu nous procurer un certain nombre d'ouvrages qui en renferment une assez grande quantité, nous avons réussi à réunir 145 observations, dont 30 de diabète insipide ou polyurie traumatique simple et 115 de diabète sucré.

C'est en nous basant sur l'analyse de ces différents cas et aussi en nous inspirant des différents travaux parus sur le diabète traumatique que nous allons essayer de tracer le tableau clinique de cette affection.

CONTRIBUTION A L'ÉTUDE

DU

DIABÈTE TRAUMATIQUE

CHAPITRE PREMIER

ANATOMIE PATHOLOGIQUE

Parmi les 30 cas de diabète insipide que nous avans réunis, il n'y en a qu'un, celui de Jacobi, qui se soit terminé par la mort. A l'autopsie, on trouva une fracture de la base et une fissure de la partie écailleuse du temporal; malheureusement, on n'a pas fait l'examen du cerveau.

Parmi les 115 observations de Diabète sucré que nous avons rassemblées, il en est 25 qui ont été suivies d'autopsie. Dans tous ces cas, le traumatisme ayant porté sur l'axe cérébro-spinal, les auteurs ont recherché avec soin les diverses lésions nerveuses encéphaliques ou médullaires capables d'expliquer soit la polyurie, soit la glycosurie, soit les autres symptômes nerveux présentés par les malades.

Dans 5 cas, le cerveau et la moelle ne présentaient aucune altération ; il s'agit des observations de Pouteau, Harmann, Gosselin, Vogel. Chez le malade que nous avons pu observer dans le service de M. le professeur Lépine « l'encéphale était notablement plus ferme qu'à l'état normal, mais ne présentait ni congestion, ni anémie appréciables ».

Viennent ensuite dix observations, avec des lésions nerveuses presque toutes dissemblables, portant sur des points très divers de l'encéphale et de la moelle, mais ayant respecté le bulbe et en particulier le plancher du quatrième ventricule.

Chez le malade de Larrey, qui avait reçu un coup de fleuret dans l'orbite, l'instrument avait creusé un canal qui commençait sur le sommet du bord interne de l'hémisphère droit, pénétrait dans l'autre hémisphère et venait s'arrêter à la paroi inférieure du ventricule latéral, très près du bord gauche de la moelle allongée. Il n'y avait aucune trace de suppuration.

Dans une observation de Fischer (Chassaignac), une chute sur la tête avait amené les lésions suivantes : fracture du frontal, de la voûte orbitaire et de l'ethmoïde ; contusion suppurée de la portion antéro-inférieure du lobe droit ; contusion légère du bord interne de la partie antérieure du lobe gauche. Le quatrième ventricule, le bulbe, la protubérance annulaire, les pédoncules cérébelleux ne présentent rien d'anormal.

Le malade de Friedberg présentait une fracture de la fosse occipitale inférieure et un ramollissement superficiel du cervelet et de son pédoncule moyen du côté gauche.

Dans un cas de Lecoq, il y avait un foyer hémorragique

dans tout le lobe antérieur droit et un autre moins étendu dans le lobe sphénoïdal du même côté. A gauche, fracture du rocher et contusion légère du cerveau. La masse cérébrale, dans son ensemble, est vascularisée et sa coupe présente un aspect sablé. Aucune trace de pus. Le cervelet, la protubérance et le bulbe n'offrent rien de particulier.

Baccelli a trouvé, dans un cas, un point nécrobiotique au centre du Pont de Varole.

W. Muller a noté une atrophie particulière de la substance grise à la base des cornes antérieures, avec développement d'un tissu conjonctif lâche entre la sixième paire cervicale et la quatrième dorsale. Il s'agissait dans ce cas d'un diabète consécutif à une blessure de la moelle. Il y avait en outre d'autres foyers microscopiques d'atrophie distribués irrégulièrement et en grand nombre dans tout le système nerveux central.

Dans l'observation d'Hermanides, la dure-mère était épaissie, soudée en beaucoup d'endroits à la pie-mère qui adhérait elle-même aux circonvolutions. Tout le lobe gauche du cerveau présentait une consistance molle.

Les lésions observées dans les trois cas d'Higgens et Ogden sont les suivantes :

1° Grande quantité de liquide séreux dans les ventricules et l'espace sous-arachnoïdien ;

2° Destruction de la troisième circonvolution frontale;

3° Contusion du cerveau à l'union du lobe occipital et du lobe pariétal ; méningite purulente de la base.

Les observations dans lesquelles on a trouvé des lésions

diverses du bulbe et du plancher du quatrième ventricule sont au nombre de dix.

Pavy rapporte un fait de glycosurie avec fracture de la base du crâne, léger épanchement sanguin en dehors de la dure-mère intacte. Le quatrième ventricule était ecchymosé.

Dans le cas de Jacquemet, il existait une congestion légère de la moelle allongée; le quatrième ventricule n'a pas paru intéressé.

Les lésions observées dans trois cas de Frerichs sont les suivantes :

1° Hémorragies anciennes et récentes sur le plancher du quatrième ventricule.

2° Sur le plancher du quatrième ventricule, plusieurs extravasats sanguins; en outre, l'épendyme du quatrième ventricule est fortement épaissi et couvert de végétations papillaires ; les noyaux sont peu développés, ce qui indique un processus lent.

3° L'épendyme est épaissi et présente par places un aspect granuleux surtout au niveau des piliers antérieurs de la voûte et des parties latérales du quatrième ventricule.

Cette épendymite granuleuse, cet aspect réticulé particulier de l'épendyme, se trouvent également mentionnés dans deux observations d'Ebstein ; il y avait en outre des foyers de ramollissement multiples dans le cerveau et le cervelet.

Dans un cas rapporté par Ebstein (et publié dans *the Lancet*, 1886, p. 27), on trouva à l'autopsie un nodule calcifié entouré d'un tissu de sclérose au centre de la moelle allongée (le sujet avait présenté une hémiplégie alterne à la suite du traumatisme).

Redard a trouvé, dans un cas de fracture du crâne avec glycosurie et albuminurie, des hémorragies sous-méningées et de petits foyers hémorragiques dans le bulbe et la protubérance.

Dans l'observation de Schaper, on trouva la surface du cerveau congestionnée, la dure-mère assez fortement soudée à la base du cerveau ; le plancher du quatrième ventricule était friable et mou ; il avait une couleur gris jaunâtre et présentait sur son côté droit une perte de substance qui intéressait le noyau du facial droit avec une partie du tissu sous-jacent (le malade avait présenté, quelque temps après le traumatisme, une paralysie du facial et du moteur oculaire externe).

En résumé, sur un total de 25 observations, 5 fois, c'est-à-dire dans 1/5 des cas il n'existait aucune lésion encéphalique ou médullaire; 10 fois, c'est-à-dire dans 2/5 des cas, on a trouvé des lésions de diverse nature portant sur différents points de l'encéphale (méninges, moelle, cervelet, pédoncules cérébelleux, protubérance annulaire, hémisphères cérébraux). Les lésions du bulbe et du plancher du quatrième ventricule ont été rencontrées également 10 fois; on a noté: 5 fois, des ecchymoses ou hémorragies du quatrième ventricule et du bulbe, 1 fois, une congestion légère du bulbe, 1 fois, un foyer de ramollissement du plancher du quatrième ventricule et 3 fois, des altérations de l'épendyme qui était épaissi et granuleux.

Ces lésions sont-elles également probantes? Nous ne le pensons pas; il n'est nullement démontré que, dans les

3 cas où l'on a trouvé seulement l'aspect granuleux et réticulé de l'épendyme, cette altération n'était pas consécutive au diabète et due à un simple trouble de nutrition. Plusieurs auteurs, Senator en particulier, ont vu la même modification de l'épendyme chez des sujets dont l'urine n'avait jamais présenté la moindre trace de sucre.

CHAPITRE II

ÉTIOLOGIE. — PATHOGÉNIE

Etiologie.

Sur 225 cas de diabète, Griesinger en trouve 13, soit 5,7 pour 100 dont l'origine peut être attribuée au traumatisme. Seegen et Lécorché en rapportent plusieurs exemples dans leurs traités du diabète, mais n'indiquent point la fréquence du traumatisme dans l'étiologie. Frerichs en rapporte seulement 8 cas, mais dit avoir observé bon nombre de diabètes qui reconnaissent comme origine des traumatismes du crâne. Ebstein a vu 6 cas de diabète traumatique sur les 116 diabétiques qu'il a eu à traiter. Cantani, dans une statistique portant sur 1004 diabètes, en trouve 103 d'origine traumatique, ce qui fait une proportion de 10,25 pour 100. Certaines de ces observations, en raison du long espace de temps écoulé entre le traumatisme et le diabète, ne semblent pas pouvoir supporter une critique sérieuse, ainsi que le remarque Asher qui n'en considère que 47 comme probantes.

En adoptant ce chiffre et en réunissant les trois statistiques, de Griesinger, Ebstein et Cantani, on trouve que, sur 1345 cas de diabète, 66 sont d'origine traumatique, ce qui fait une proportion de 5 pour 100 environ.

Les traumatismes le plus souvent notés par tous les auteurs sont ceux qui portent sur la tête et la colonne vertébrale ; dans les 145 cas que nous avons réunis, ils se décomposent ainsi :

Tête	72
Colonne vertébrale . . .	29
Foie (abdomen)	12
Chute sur les pieds . . .	7
Secousses violentes . . .	7
Membres	4
Traumatisme indéterminé .	14

Les 72 traumatismes craniens ont porté sur :

L'Occiput.	15 fois
Le Front	12
Le Pariétal	12
Le Vertex	6
Point indéterminé . . .	27

Le diabète traumatique apparaît donc dans la moitié des cas après un traumatisme du crâne ; il se montre après les traumatismes du front, du vertex et des tempes, comme après ceux qui portent sur l'occiput ou la nuque ; il n'y a donc rien de fixe quant aux points lésés.

La nature des lésions est tout aussi variable : tantôt on se trouve en présence de simples contusions des parties molles, tantôt de fractures du crâne, le plus souvent de la voûte, quelquefois de la base, rarement de blessures de la substance cérébrale.

La commotion cérébrale consécutive est en rapport avec l'intensité du traumatisme ; la perte de connaissance est relativement fréquente : elle existe dans plus de la moitié des cas de traumatisme un peu intense. Sur 100 observations examinées à ce point de vue, 41 fois on a mentionné la perte de connaissance, 17 fois on a noté son absence, 32 fois l'observation est resté muette à son sujet, 10 fois le traumatique avait été trop bénin pour la produire.

90 observations, examinées au point de vue du sexe et de l'âge, nous ont donné les résultats suivants :

Hommes 68, Femmes 22, c'est-à-dire une proportion de 3 à 1.

Selon l'âge les cas peuvent se répartir ainsi :

0 à 10 ans	. .	4 cas (dont 1 à 7 mois)
11 à 20	. .	18 —
21 à 30	. .	23 —
31 à 40	. .	23 —
41 à 50	. .	16 —
51 à 60	. .	4 —
61 à 70	. .	2 —

Le diabète traumatique apparaît donc surtout chez l'homme ; sa fréquence augmente de 1 à 20 ans, son maximum est à l'âge moyen de la vie, c'est-à-dire entre 20 et 40 ans ; il décroît très rapidement à partir de 50 ans.

Dans le cas où le traumatisme donne naissance au diabète sucré, on se trouve en présence d'une question difficile à résoudre : celle du rôle joué par la prédisposition.

Selon Jaccoud, « le traumatisme ne doit être envisagé que comme la cause occasionnelle de la maladie », le diabète traumatique n'apparaîtrait que chez des sujets prédisposés.

Dans le plus grand nombre des observations les antécédents héréditaires ont été omis, les antécédents personnels n'ont été rapportés que d'une façon trop brève et malheureusement incomplète ; très souvent on s'est contenté de noter l'existence d'une bonne santé antérieure, l'absence de toute maladie jusqu'au jour du traumatisme.

Dans certains cas, la prédisposition n'est pas niable ; nous voulons parler de ceux où l'on a relevé l'existence du diabète chez des ascendants ou des collatéraux. Mais dans d'autres, elle fait absolument défaut. L'étude de 16 observations de diabète traumatique, bien authentiques et très complètes au point de vue de la recherche des antécédents héréditaires et personnels, nous a fait arriver aux résultats suivants :

On a noté : 1 fois, un léger état de nervosisme,

1 fois, une hérédité nerveuse très chargée,

1 fois, l'obésité,

1 fois, la goutte et l'obésité (3 sœurs en outre étaient obèses).

Dans les douze autres cas, la santé avait toujours été excellente, ou ne relevait, dans les antécédents personnels, que des maladies légères ou banales.

Il nous semble donc logique d'admettre que, si le diabète traumatique apparaît parfois chez des sujets prédisposés, il n'en est pas moins vrai que le traumatisme est capable de créer à lui seul le diabète, indépendamment de toute prédisposition.

Pathogénie.

Nos connaissances sur les lésions anatomo-pathologiques du diabète traumatique sont encore trop incomplètes pour établir, d'une façon précise, sa pathogénie. Toutefois, c'est avec raison qu'on a cherché, dans la physiologie expérimentale, la clef de son mécanisme.

Pourquoi le traumatisme produit-il tantôt une polyurie simple, tantôt, et le plus souvent, une glycosurie plus ou moins persistante? Il faut en chercher la raison dans l'existence des différents centres, découverts par Cl. Bernard, sur le plancher du quatrième ventricule. On sait, en effet, que la piqûre du plancher du quatrième ventricule, entre les racines des nerfs acoustiques et celles des nerfs pneumogastriques, fait apparaître le sucre dans l'urine; un peu plus haut, la piqûre s'accompagne de polyurie, un peu plus haut encore, elle produit de l'albuminurie.

La grande objection que l'on peut faire à ces expériences physiologiques, c'est qu'elles peuvent certainement produire la polyurie et la glycosurie, mais ces phénomènes sont passagers; on n'a jamais réalisé un véritable diabète. On peut répondre, avec un grand nombre d'auteurs, que la durée prolongée de l'effet est due à la persistance de la cause; «la lésion des centres nerveux n'est plus passagère comme dans l'expérimentation physiologique, mais demeure comme une épine irritante au milieu des tissus. » (Sorel.)

Le centre réflexe siégerait au point découvert par Cl. Bernard, car malgré les expériences faites sur d'autres endroits du système nerveux, il n'en reste pas moins acquis que le centre de Cl. Bernard garde sa suprématie.

Les centres nerveux de la polyurie et de la glycosurie étant situés l'un près de l'autre et reliés entre eux, on comprend pourquoi ces deux phénomènes sont si souvent réunis.

Existe-t-il des lésions nerveuses dans tous les cas de diabète traumatique? Nous ne le pensons pas; il est plus probable que dans certains faits où la maladie s'est déclarée après un traumatisme peu intense et n'ayant pas porté sur les centres nerveux, il s'agit d'un simple trouble fonctionnel.

Selon MM. Brouardel et Richardière, on peut « supposer que le diabète précoce en raison de sa courte durée et de sa mobilité correspond probablement à un trouble plutôt fonctionnel que matériel, la deuxième forme (diabète tardif) serait au contraire plutôt en rapport avec une lésion matérielle profonde. »

Dans la majorité des cas de diabète insipide et de diabète sucré, il existe probablement des lésions nerveuses; dans les faits où le diabète sucré tardif apparaît plusieurs mois ou plusieurs années après le traumatisme, ces lésions peuvent très bien exister dès le jour de l'accident et n'entraîner qu'à la longue le trouble nerveux fonctionnel ou organique, cause du diabète.

Comment agissent ces lésions? Lorsqu'elles siègent au voisinage du quatrième ventricule, le mécanisme est sans doute identique à celui indiqué par Cl. Bernard. Lorsqu'elles intéressent d'autres points de l'encéphale (corps striés, couches optiques, pédoncules cérébraux, cervelet, pédoncules cérébelleux, moelle, méninges), on ne sait pas au juste comment l'impression reçue par l'encéphale se transmet au centre bulbaire. Il est possible que, dans certains cas, il y ait eu en même temps commotion du bulbe par contre-coup; il nous semble difficile d'expliquer, autrement que par un choc bulbaire, l'albuminurie passagère que l'on a notée plusieurs fois pendant les premiers jours qui ont suivi le traumatisme.

La glycosurie est en rapport avec l'hyperglycémie et celle-ci peut s'expliquer par un excès de production ou une insuffisance de destruction du sucre dans l'organisme. On explique actuellement le diabète nerveux et, par suite, le diabète traumatique, par une formation surabondante du sucre hépatique ; comme le fait remarquer M. le professeur Lépine, « le succès de l'opium et de l'antipyrine, qui sont des modérateurs, vient à l'appui de cette manière de voir ; on ne comprend pas en effet que ces médicaments puissent agir en augmentant la destruction du sucre ».

Il n'est pas impossible que dans certains cas les lésions nerveuses agissent aussi en modifiant la nutrition et en ralentissant la combustion du sucre ; mais cette explication est évidemment insuffisante pour expliquer l'hyperglycémie dans les cas où la quantité de sucre perdue en vingt-quatre heures dépasse les limites de la formation physiologique, c'est-à-dire approximativement 200 grammes par jour. On doit alors attribuer la maladie à l'hypergénèse et non pas seulement au défaut de destruction du sucre.

CHAPITRE III

A part quelques phénomènes nerveux qui ont, il est vrai, une importance capitale dans certains cas, puisqu'ils permettent d'établir le diagnostic étiologique de la maladie, la symptomatologie du diabète insipide et du diabète sucré traumatiques est identique à celle du diabète insipide et du diabète sucré ordinaires.

Diabète insipide. — La polyurie présente une intensité très variable, elle oscille entre 5 et 25 litres; la moyenne va de 10 à 15 litres; comme maximum, nous avons noté 30 et même 43 litres. Dans quelques faits, on voit, peu après le traumatisme, une glycosurie très légère et très passagère.

L'albuminurie n'existe non plus que tout à fait au début et dans des cas très rares.

La polydipsie est en raison directe de la polyurie, elle présente les mêmes variations.

Pas de polyphagie, pas d'amaigrissement, de troubles gastriques. La santé reste excellente ; plusieurs fois on a mentionné « état général très bon ».

L'urine est très claire, limpide ; sa densité, très faible, varie entre 1,001 et 1,015, avec une moyenne de 1,006.

Elle contient à peu près, par jour, la même quantité d'urée et d'autres substances extractives qu'à l'état normal.

Dans plusieurs observations (Charcot, Panas), on a vu une diminution très considérable de la polyurie, sous l'influence de la fièvre (variole, pneumonie).

Diabète sucré. — La glycosurie présente une grande variété dans son intensité et son évolution ; dans le quart des cas, elle est peu marquée ; on la fait alors souvent disparaître par le régime ou du moins le sucre ne persiste qu'à l'état de traces. Lorsqu'elle est très faible, elle peut manquer à certaines heures de la journée. Dans la majorité des cas, elle atteint un chiffre assez élevé (150 à 300 gr.), dans un assez grand nombre d'observations, le sucre est éliminé en quantité considérable (5 à 7 et même 800 gr.) (Lenné).

La richesse en sucre de l'urine est très variable ; elle oscille entre 1 à 5... à 78 grammes pour 1000. La glycosurie diminue souvent quelques jours ou quelques semaines avant la mort.

Plusieurs fois (Dolbeau). on a noté le même phénomène sous l'influence de la fièvre, fait très important selon Lancereaux ; le diabète traumatique « a ce caractère spécial de disparaître quand la fièvre s'allume ».

La polyurie est ordinairement en raison directe de la glycosurie ; elle fait parfois défaut, est de 8 litres en moyenne ; plusieurs fois elle s'est élevée à 12 et même 16 litres.

La polydipsie suit presque toujours une marche parallèle à celle de la polyurie ; dans quelques observations on a noté un écart assez grand en faveur de la polyurie ; chez le malade de Lenné, la quantité d'urine éliminée dépassait de 200 à 700 grammes celle des liquides absorbés ; l'amaigrissement était très rapide, des crampes violentes étaient survenues.

Il n'est pas fait mention de la polyphagie dans beaucoup de cas ; peut-être n'existait-elle pas ou était-elle très peu marquée. Habituellement, elle est en rapport avec les déperditions (sucre, urée) de l'organisme ; chez beaucoup de malades. elle était considérable.

Pour l'albuminurie, il faut distinguer celle du début et celle du cours et surtout de la fin du diabète. La première est évidemment d'origine traumatique : dans 8 cas elle est apparue immédiatement après l'accident ; 2 fois on a noté son début avant celui de la glycosurie. Cette albuminurie est ordinairement passagère, mais elle peut aussi persister (Asher). L'albuminurie du cours et de la fin du diabète est presque toujours sous la dépendance d'une néphrite ou de la cachexie.

On a vu, à diverses reprises, l'augmentation de l'urée et de l'acide urique (Butruille, Robin), mais on peut aussi constater leur diminution. Dans plusieurs cas, l'augmentation de l'urée est certainement sous la dépendance du régime azoté.

La densité de l'urine est très variable ; parfois peu élevée 1,010, sa moyenne est de 1,030, son maximum a été 1,054 (Klée) ; des analyses très exactes et faites pendant longtemps ont permis de constater que les oscillations de la teneur en sucre ne sont pas comparables à celles du poids spécifique de l'urine. Il y a souvent de l'azoturie (urines à densité élevée et contenant peu de sucre).

L'amaigrissement, la perte des forces se rencontrent

ici comme dans le diabète ordinaire ; ils arrivent souvent dès le début ou à une période peu avancée de la maladie, ils peuvent aussi n'apparaître que très tard. La conservation du poids du corps a été notée plusieurs fois (Lenné, Schaper, Asher) ; dans les cas de Lenné et Schaper, on a mentionné l' « augmentation de la capacité de travail malgré l'intensité du diabète ».

Les complications inflammatoires, celles des appareils pulmonaire, digestif, urinaire, génital, ne présentent aucune particularité.

Les troubles (non traumatiques) des organes des sens (vue, ouïe) sont extrêmement rares (Jordao, Frerichs).

Les complications nerveuses sont de beaucoup les plus fréquentes et les plus importantes ; elles permettent d'affirmer l'origine traumatique de la maladie; « elle donnent une physionomie particulière » au diabète, selon MM. Brouardel et Richardière.

On peut distinguer les troubles de l'intelligence, de la sensibilité et de la motilité. Les premiers consistent en : insomnie (très rarement somnolence), apathie (exceptionnellement excitation psychique), impossibilité de tout travail intellectuel un peu prolongé ou difficile, diminution de l'intelligence, perte de la mémoire, modification du caractère, hypocondrie, mélancolie, irritabilité.

Les troubles de la sensibilité sont aussi très variés : céphalalgie siégeant très souvent au front, à la nuque ou au niveau du point traumatisé, anesthésies, hyperesthésies, névralgies diverses.

Les troubles de la motilité sont sous la dépendance de lésions des centres nerveux; ils consistent en paralysies qui portent surtout sur les muscles de l'œil, le plus souvent du droit externe, sur la face, parfois sur les membres, hémiplégie ; on observe également du tremblement partiel ou généralisé, des convulsions des yeux et des lèvres, des accès épileptiformes, l'impossibilité de la station debout, la titubation, des mouvements de recul, de manège.

Nous verrons, au chapitre *Diagnostic*, l'importance de ces divers troubles nerveux, pour établir l'origine traumatique du diabète.

Début. — Marche. — Terminaison.

Dans la très grande majorité des cas, le diabète insipide apparaît le jour même de l'accident ou pendant la première semaine qui suit le traumatisme ; nous n'avons noté qu'un fait où le traumatisme et la polyurie aient été séparés par un intervalle de temps supérieur à quinze jours (1 an ?). Ordinairement la polydipsie et la polyurie apparaissent brusquement, alors que persistent encore des symptômes de commotion cérébrale et les autres accidents nerveux traumatiques ; elles atteignent en peu de jours leur maximum d'intensité.

La maladie bien établie, deux cas peuvent se présenter : ou bien les symptômes diminuent peu à peu, d'eux-mêmes ou sous l'influence du traitement, ou bien, la polyurie passe à l'état chronique. Dans le premier cas, on observe très souvent une amélioration correspondante des troubles nerveux (obs. de Martin, Moutard-Martin, Steinhein) ; nous avons rencontré cette heureuse terminaison dans la moitié de nos observations ; la guérison est arrivée dans un espace de temps allant de huit jours à trois mois.

Dans un quart des cas, la maladie a pris une allure chronique, s'améliorant chaque fois sous l'influence du traitement pour reprendre peu à peu son intensité ordinaire. Les malades ont été observés pendant un espace de temps variant d'un à quatre, six, onze et même quatorze ans; l'état général n'a jamais été touché, la santé est toujours restée excellente, malgré l'intensité souvent considérable de la polyurie. Les malades ne se plaignaient que de la soif, l'appétit n'était pas augmenté; dans un seul cas, on a noté, au début, des troubles digestifs passagers qui étaient probablement sous la dépendance de la grande quantité d'eau absorbée par le blessé.

Le diabète sucré a un début excessivement variable; il peut se montrer le jour même de l'accident, ou bien plusieurs mois, plusieurs années, quatre, cinq, six et même plus, après le traumatisme. Aussi peut-on, avec MM. Brouardel et Richardière, distinguer un diabète sucré précoce et un diabète sucré tardif; ce dernier apparaissant « quelques mois à quelques années après le traumatisme ».

Sur 80 observations de diabète sucré où le début, la marche et la terminaison ont été notés, 44 fois, l'apparition du diabète a eu lieu dans le premier mois qui a suivi l'accident, 36 fois, il s'est écoulé un espace de temps allant de deux mois à cinq, six et même dix ans.

Le début du diabète précoce est très analogue à celui du diabète insipide; les malades sont encore alités, présentent encore les symptômes du choc traumatique ou sont déjà tout à fait rétablis, lorsque la maladie se déclare. Le premier symptôme accusé par les blessés est ordinairement la polydipsie, la polyurie; mais souvent il fait défaut, et c'est alors l'abattement, la prostration, l'amaigrissement parfois rapide, la lenteur de la guérison de certaines blessures, quelquefois l'examen de l'urine qui mettent sur la voie du diagnostic. Ajoutons que la glyco - surie n'existe pas toujours au début de l'affection, que la polyurie peut précéder de plusieurs mois l'apparition du sucre (obs. de MM. Brouardel et Richardière), l'absence de glycosurie pendant les premiers jours qui suivent le traumastime, alors qu'existe déjà la polyurie, n'autorise donc pas à conclure en faveur d'une polyurie traumatique simple. Nous pensons que, dans de tels cas, il existe peut-être déjà une glycosurie très légère, que le sucre ne se rencontre dans l'urine qu'à certaines heures de la journée et a pu manquer au moment où l'on en faisait la recherche ou tout au moins exister en si minime quantité qu'il a passé inaperçu.

Signalons, comme débuts exceptionnels, des troubles vésicaux, strangurie (Plagge, Itzigshon), rétention d'urine, incontinence, impuissance génitale (Brouardel et Richardière).

Le diabète sucré tardif peut, nous l'avons vu, n'apparaître que plusieurs mois, plusieurs années même après le traumatisme. Il est impossible de fixer un chiffre comme limite extrême, il semble rationnel de rattacher le diabète au traumatisme, lorsque celui-ci a occasionné des troubles nerveux considérables, dont quelques-uns ont persisté et servent de trait d'union entre l'accident et les symptômes diabétiques. Le début est très souvent insidieux; l'affection peut rester assez longtemps méconnue du médecin;

en outre, elle existe parfois depuis plusieurs semaines, plusieurs mois, lorsqu'on a l'occasion d'examiner pour la première fois les malades. Les symptômes du début sont à peu près les mêmes que ceux du diabète précoce; la polydipsie et la polyurie sont moins souvent notées, on observe davantage les troubles nerveux divers : insomnie, céphalalgie, vertiges, nausées, troubles de la mémoire et de l'intelligence.

Le diabète sucré précoce évolue de deux façons différentes : il marche rapidement vers la guérison ou il passe à l'état chronique. Dans le premier cas, les symptômes de commotion cérébrale et les autres accidents nerveux traumatiques s'améliorent rapidement ; les symptômes diabétiques atteignent vite leur maximum d'intensité, restent stationnaires quelques semaines ou quelques mois, puis diminuent progressivement. La guérison arrive dans un espace de temps compris entre deux ou trois semaines et six mois. Brouardel et Richardière rapportent pourtant un cas où la guérison n'eut lieu qu'au bout de deux ans. Plusieurs fois on a constaté une amélioration progressive du diabète allant de pair avec celle des accidents cérébraux.

Dans un quart de nos observations la glycosurie a complètement disparu laissant à sa suite un diabète insipide qui a guéri après un intervalle compris entre deux mois et trois ans.

Lorsque le diabète précoce passe à l'état chronique, sa marche et sa terminaison sont identiques à celles du diabète tardif et, par suite, à celle du diabète ordinaire. La marche est plus ou moins rapide : l'affection peut persister deux, trois, cinq, sept ans et plus, avec un traitement bien dirigé. Malheureusement l'on n'obtient presque toujours que des améliorations plus ou moins marquées, les guérisons passagères ne sont pas très fréquentes et les guérisons durables sont tout à fait exceptionnelles. Brouardel et Richardière en ont pourtant vu un cas indiscutable.

Dans dix-neuf observations où la mort n'est point sous la dépendance du traumatisme, la durée de la maladie a été dans un tiers des cas inférieure à un an ; dans les autres, elle a varié entre un et cinq ans.

Le diabète traumatique, ainsi que le diabète ordinaire, a une gravité toute particulière chez les enfants ; ils succombent très rapidement.

La mort a été due 7 fois à la tuberculose, 5 fois au coma, 5 fois à la cachexie, 1 fois à la pneumonie, 1 fois à une affection (?) du foie intercurrente.

CHAPITRE IV

DIAGNOSTIC

Le diabète insipide et le diabète sucré précoce ne peuvent être longtemps méconnus ; la brusque apparition des symptômes caractéristiques les fait souvent reconnaître dès le début ou peu de temps après, lorsque le blessé sort de l'état comateux provoqué par le traumatisme. Fréquemment le malade attire lui-même l'attention sur la polydipsie, la polyurie; parfois c'est la rapidité de l'amaigrissement, le contraste entre la grande 'prostration du sujet et la bénignité du traumatisme qui mettent sur la voie du diagnostic. Ajoutons qu'il est bon, ainsi qu'on l'a souvent recommandé, de toujours examiner l'urine des blessés ayant eu à souffrir d'un traumatisme, même peu considérable, surtout lorsque celui-ci a porté sur les centres nerveux.

L'analyse de l'urine permettra de reconnaître si l'on se trouve en présence d'une polyurie traumatique simple ou si l'on a affaire à un vrai diabète sucré; on n'oubliera pas que dans certains cas de diabète insipide, rares il est vrai, on peut observer, au début, une glycosurie très légère et très éphémère.

Le diabète sucré précoce ne pourrait être confondu qu'avec la glycosurie traumatique, décrite par Redard, caractérisée par sa durée excessivement courte (quelques heures à deux ou trois jours), et qui ne s'accompagne presque jamais de polydipsie et de polyurie, mais souvent d'albuminurie. Le diabète précoce a une durée beaucoup plus considérable, la glycosurie est plus intense et peut s'accompagner de tous les autres symptômes diabétiques.

Le diabète sucré tardif peut être longtemps méconnu, en raison du caractère insidieux qu'il revêt souvent à son début ; de là la nécessité de faire la recherche du sucre dans l'urine de tout individu qui présente, à la suite d'un traumatisme même léger, de la perte des forces, de la fatigue générale, de l'amaigrissement plus ou moins rapide, des malaises mal définis, des troubles nerveux plus ou moins bizarres que l'on met sur le compte de la neurasthénie ou de la simulation.

Le plus souvent ces symptômes existent depuis longtemps lorsque les malades viennent consulter le médecin et il est alors très difficile, sinon impossible, de fixer une date précise au début du diabète.

La maladie reconnue, il s'agit d'en démontrer l'origine traumatique. « Ce qu'il importe d'établir au point de vue des expertises médico-légales, c'est la cause de la maladie, les rapports qui existent entre le diabète et le traumatisme. Si une circonstance quelconque a permis à un médecin de constater, avant l'accident, l'absence de tout phénomène diabétique, de glycosurie, la question n'est pas douteuse, mais comme presque jamais l'examen antérieur n'a été pratiqué, le diagnostic étiologique est souvent fort difficile. Il ne nous paraît cependant pas impossible à établir si on a des renseignements suffisants sur la blessure, le blessé, sur les accidents immédiats ou consécutifs, sur la marche de la maladie » (Brouardel et Richardière).

Le premier point à établir est donc l'absence de diabète antérieur au traumatisme. Brouardel et Richardière recommandent de rechercher, de préférence, les manifestations diabétiques qui ne sont pas connues du public, les éruptions cutanées, la furonculose, l'impuissance génitale, les troubles visuels, les cicatrices des anthrax et des phlegmons ; on notera également le début de la perte des forces et de l'amaigrissement.

L'absence de toute prédisposition constituera une présomption en faveur de l'origine traumatique du diabète. Il en sera de même des traumatismes craniens et vertébraux ; on se rappellera pourtant que le diabète traumatique peut compliquer tout traumatisme un peu intense et que le siège et la nature de la blessure n'ont qu'une importance secondaire.

On recherchera aussi, avec soin, les troubles nerveux apparus immédiatement après le traumatisme : commotion cérébrale, paralysies, vertiges, nausées, vomissements, tremblements, troubles de la vue, de l'ouïe, hémiplégie, mouvements de recul, de manège, accès épileptiformes, apathie, insomnie, diminution de l'intelligence et de la mémoire. « Ces troubles nerveux ont une signification importante au point de vue de l'origine même de la maladie ; ils montrent que le traumatisme a gravement impressionné le système nerveux..., qu'il a pu être la cause directe d'un diabète d'origine nerveuse » (Brouardel et Richardière).

Ces deux auteurs attachent aussi une certaine valeur à l'évolution des accidents nerveux. « Rarement, en effet, la santé du blessé reste parfaite entre le jour où il a été victime de son traumatisme et le moment où le diabète fait son apparition. Le blessé semble ne pas guérir de son traumatisme parfois très léger ; le contraste entre la bénignité du traumatisme l'étonne et l'inquiète…

« Souvent aussi, les symptômes nerveux persistent et consistent en douleurs, paralysies des nerfs craniens ou périphériques. Leur persistance est extrêmement importante ; elle peut permettre de poser des conclusions formelles dans des cas où le problème paraît presque insoluble. »

CHAPITRE V

PRONOSTIC

Au début, le pronostic est avant tout sous la dépendance de la gravité du traumatisme et des troubles nerveux qu'il a occasionnés ; mais ni l'endroit, ni l'espèce de la lésion, pas plus que le temps qui s'écoule entre le diabète et le traumatisme ne nous donnent de point de repère sûr pour le pronostic.

Le diabète insipide est bénin ; dans la moitié des cas environ, la guérison arrive dans un espace de temps assez court, allant de quelques jours, quelques semaines à quelques mois. Lorsque la maladie s'immobilise, devient chronique, on peut obtenir une amélioration notable sous l'influence du traitement ; il est vrai que cette diminution de la polyurie ne sera que passagère, mais l'affection n'a par elle-même aucune gravité, puisqu'elle ne retentit pas sur l'état général ; elle ne constitue qu'une légère infirmité, la santé reste excellente.

Le pronostic du diabète sucré précoce est beaucoup plus grave ; il le devient d'autant plus que la maladie se prolonge ; après six mois, il reste bien peu de chances de guérison : sur 41 cas, nous n'avons noté que 17 guéri-sons, soit 2/5 environ.

On pourra porter un pronostic favorable, lorsqu'on

verra la diminution des symptômes diabétiques marcher de pair avec celle des accidents nerveux ou lorsque, la glycosurie disparaissant, il ne restera plus que de la polyurie qui guérira en quelques mois.

Lorsque le diabète précoce passe à l'état chronique, son pronostic est alors celui du diabète sucré tardif, c'est-à-dire identique à celui du diabète ordinaire ; il dépend absolument de l'évolution plus ou moins rapide de la maladie. Sa durée peut être de plusieurs années ; on obtient souvent une grande diminution des symptômes diabétiques et même des guérisons passagères par le traitement, mais les guérisons durables sont excessivement rares.

Signalons la rapidité toute particulière et l'intensité de la maladie chez les enfants. Ajoutons aussi que le diabète peut être très grave et promptement mortel chez des sujets ne présentant aucune prédisposition.

CHAPITRE VI

TRAITEMENT

Selon Leudet, « la complication glycosurique ne réclame
que le traitement habituel du diabète » ; pour Mlle Bernstein-Cohan, le traitement « ne mérite pour cette forme aucune mention spéciale, attendu qu'il fut toujours celui du
diabète ordinaire ; on pourrait sans doute être utile aux
malades en s'adressant à la cause même de la maladie,
mais on sait combien la thérapeutique est impuissante dans
les cas qui peuvent se présenter ici ». Tel n'était pas l'avis
de Goolden, qui formulait ainsi son traitement : Au début,
raser la tête, lotion froide sur le cuir chevelu, purgatifs,
vésicatoire à la nuque, diète lactée, restriction des féculents. Fritz trouve cette voie rationnelle et ne met pas
en doute les nombreuses guérisons que Goolden dit
avoir obtenues par son système (observations non publiées).

Fischer croit que Goolden « aurait à rabattre de ses
prétentions s'il est prouvé, comme nous le pensons, que
dans la grande majorité des cas, le diabète guérit spontanément en même temps que les lésions de la tête qui lui ont
donné naissance ».

Il nous semble logique, au début du diabète insipide et
du diabète sucré précoce, d'essayer de modifier l'état des

centres nerveux; la glace sur la tête, les révulsifs énergiques à la nuque, les purgatifs drastiques sont d'ailleurs le meilleur traitement à opposer à la commotion cérébrale et aux autres accidents nerveux provoqués par le traumatisme. Pratiquement, on peut voir l'heureux résultat de cette médication dans quelques observations où la glycosurie et la polyurie se sont améliorées en même temps que les accidents nerveux.

Un tel traitement est beaucoup plus discutable au début du diabète sucré tardif, ou lorsque le diabète insipide et le diabète sucré précoce ont pris le caractère chronique, c'est-à-dire plusieurs mois, plusieurs années après le traumatisme. Selon Fischer, « le traitement de M. Goolden n'en reste pas moins applicable aux cas de diabète confirmé et permanent »; n'ayant point vu de faits où l'on ait cherché à en tirer parti, nous ne pouvons nous prononcer : toutefois, nous croyons que dans ce cas, on doit surtout lutter contre la complication diabétique, polyurie ou glycosurie, et cela, dès qu'on les aura reconnues.

Parmi les divers médicaments employés contre le diabète insipide, opium, valériane, ergotine, strychnine, c'est la valériane qui a amené les améliorations les plus nombreuses et les plus marquées.

Lorsque le diabète sucré sera devenu chronique, le traitement sera celui du diabète ordinaire : alcalins, régime antidiabétique ; toutefois, on n'oubliera point son étiologie nerveuse, ainsi que le recommande M. le professeur Bouchard. « Si on note dans les antécédents quelque choc nerveux, traumatique ou moral..., la thérapeutique bénéficiera notablement de cette notion ; car, dans la curation d'un diabète d'origine nerveuse, il y a une part plus large à faire à la médication sédative ou névrosthénique que dans le diabète arthritique. » La glycosurie étant très souvent considérable, on cherchera à diminuer la production du sucre ; on aura le choix entre l'opium, le bromure de potassium, l'antipyrine, le salycilate de soude ; rappelons que le bromure de potassium a, sur les autres médicaments que nous venons de citer, l'avantage de ne pas ralentir la combustion du sucre dans l'organisme, ainsi que l'a prouvé, le premier, M. le professeur Lépine[1]. Le bromure nous paraît donc indiqué à la première période du diabète, surtout dans les cas de glycosurie intense ; à une période avancée de la maladie, chez les sujets affaiblis ou profondément déprimés par le traumatisme, le bromure est au contraire contre-indiqué. On emploiera alors l'opium ou l'antipyrine.

[1] *Archives de Médecine expérimentale*, 1889.

OBSERVATIONS

Nous les diviserons en 3 groupes, selon 'qu'elles ont trait : 1° au *Diabète insipide*, 2° au *Diabète sucré précoce*, 3° au *Diabète sucré tardif*.

Diabète Insipide

OBSERVATION I (Résumée).

(Martin, *Moniteur des hôpitaux*, 1857).

Une jeune fille, de quatorze ans, tombe sur les pieds après avoir glissé sur un escarpement de 4 à 5 mètres de hauteur. Elle était pâle, refroidie, morte en apparence quand on la relève au bout d'une heure ; quatre heures après, l'état comateux persiste ; grincement des dents, face colorée, vomissements, pupilles dilatées, strabisme, hémorragie par l'oreille gauche qui dure la plus grande partie de la journée (11 juillet 1856). Amélioration les jours suivants : le 19, intelligence assez nette, moins de strabisme, sommeil paisible, appétit. Le 20, sans cause connue, soif inextinguible ; la malade boit 6 litres de tisane dans les vingt-quatre heures et rend une quantité équivalente d'urine, limpide comme de l'eau de roche, ne contenant ni sucre ni albumine ; pas de douleurs lombaires. La polyurie dure avec les phénomènes qui l'accompagnent jusqu'au 29 juillet. Le 4 août la soif a cessé et l'appétit est vif ; il ne reste qu'un peu d'amblyopie et de tournoiement de la tête qui disparaissent à la fin d'août. La malade qui avait perdu la mémoire de certains noms propres la recouvre, mais elle avait perdu le souvenir de tout ce qui a précédé de très près son accident.

Observation II (Résumée).

(Charcot, *Gazette hebdomadaire*, 1860).

X..., dix-huit ans, entre à l'hôpital de la Charité en janvier 1855 ; il était atteint d'une varioloïde légère qui guérit rapidement Aussitôt après, au grand étonnement de ses voisins, il se met à boire huit à dix pots de tisane par jour. Pendant la nuit, il se réveillait plusieurs fois pour boire ; il mangeait aussi avec voracité ; six ans auparavant, il avait reçu, sur le front, un coup de pied de cheval, la perte de connaissance n'avait été que de quelques minutes, mais le choc avait été violent, comme le prouvait une vaste cica - trice très évidente. C'est le jour même de l'accident que se déclara la soif exagérée qui, depuis cette époque, n'a cessé de tourmenter le malade jour et nuit. Cet état constitue, depuis six ans, une sorte d'infirmité assez supportable, qui ne paraît en rien altérer la santé du malade. Il boit en moyenne 10 litres dans les vingt-quatre heures ; la quantité d'urine rendue égale, à peu de chose près, celle des boissons ingérées. Les urines sont limpides, incolores, tout à fait sans odeur et semblables à de l'eau pure ; à plusieurs reprises, on constate l'absence de sucre et d'albumine. La polyurie et la polydipsie ont complètement cessé tant qu'a duré l'affection aiguë qui a nécessité l'entrée à l'hôpital.

Observation III (Résumée).

(Moutard-Martin, *Gazette des Hôpitaux*, 1860).

L...., âgé de vingt-sept ans, d'une constitutiou moyenne, d'une bonne santé habituelle, fait une chute d'un lieu élevé, le 18 juin 1859; il en résulte une fracture compliquée de plaie, avec commotion cérébrale telle qu'il resta onze jours sans connaissance et dut faire un séjour de presque quarante jours à l'hôpital. Sorti prématurément, les forces lui manquèrent et il dut retourner à l'hôpital. Etat, le 5 août : Céphalalgie intense et presque continue, mal limitée, plus intense parfois au niveau de la cicatrice(région frontale droite), tristesse habituelle, découragement, démarche lente, mal assurée, titubante ; vertiges fréquents, étourdissements surtout pendant la marche ou à l'occasion des mouvements brusques. Un peu d'hémiplégie faciale droite. Vision complètement abolie à droite, diminuée à gauche ; membre supérieur droit un peu plus faible que le gauche. Lorsque le malade est debout, il éprouve toujours un mouvement de recul qui précède le moment où il se met en marche. Digestions bonnes, pas de vomissements : insomnie presque constante ; depuis l'accident, soif intense, continuelle. Pendant son premier séjour à l'hôpital, il a bu jusqu'à 25 litres ; urine pâle, limpide comme de l'eau, sans traces de sucre. Du 11 au 12, le malade boit 8 litres ; on prescrit 2 grammes d'extrait de valériane ; le lendemain, 2 litres d'urine en moins. Du 18 au 20, urine assez abondante et soif aussi vive ; on prescrit de l'extrait de racine de gentiane et on fait pratiquer un séton à la nuque. La céphalalgie diminua progressivement et disparut complètement les premiers jours de septembre. La paralysie, l'incertitude des mouvements, le mouvement de recul diminuèrent également ; la polyurie et la polydipsie persistèrent au contraire avec la même intensité jusqu'au 6 septembre ; à partir du 7, la quantité d'urine diminua de jour en jour, le 17, elle rentra dans les limites normales ; le 15 octobre, on constata que la guérison s'était maintenue.

OBSERVATION IV (Résumée).

(Debrou, *Gazette des hôpitaux*, 1860.)

Un maçon tombe d'un échafaudage, élevé de 15 mètres, le 30 août 1859 ; à la partie supérieure du front est une plaie contuse peu étendue, sans dénudation du frontal. La paupière supérieure droite présente une ecchymose ; du sang s'écoule par l'oreille gauche. On ne trouve de fracture à aucun des points de la surface du crâne ; deux radius et clavicule gauche fracturés. Perte de connaissance qui dure cinq jours pendant lesquels le malade passe de l'assoupissement à l'agitation. A partir du 5 septembre, il demande à boire et à manger à chaque instant ; la polyurie et la polydipsie s'élèvent progressivement de 5 à 14 litres ; l'urine est presque incolore, avec un reflet verdâtre, sans odeur marquée ; analysée à deux reprises, elle ne contient ni sucre, ni albumine. A partir du 23 septembre, la polydipsie diminua en présentant dans sa décroissance la même proportion que dans son augmentation. Le 10 novembre, le malade quitte l'hôpital, complètement guéri de tous les accidents de sa chute, sauf une légère diminution de l'acuité auditive à gauche.

Observation V (Résumée).

(Baudin, *Gazette des Hôpitaux*, 1860).

A..., dix-huit ans, a toujours joui d'une bonne santé, est d'un tempérament lymphatique, ses muscles sont assez développés. A reçu un coup d'une barre en bois sur le côté droit de la tête : immédiatement, perte de connaissance, douleur de tête violente, fièvre intense avec chaleur et frisson, soif vive. Tous ces accidents se dissipent bientôt ; deux jours après, il peut reprendre ses occupations, mais la soif persiste ; trois semaines après il vient demander qu'on le débarrasse de cette soif qui est un vrai tourment. Il ne se sent pas plus faible depuis son accident, mais il assure avoir un peu maigri. Les digestions se font bien, son appétit est conservé, non augmenté. Pouls 70. Aucune douleur de tête depuis le lendemain de son accident. La quantité d'eau absorbée peut être évaluée à plus de 30 litres dans les vingt-quatre heures. Il boirait continuellement, s'il ne sentait son estomac se gonfler et devenir douloureux quand il a trop bu. Les urines sont en rapport avec la quantité de liquide absorbé ; elles sont limpides, aqueuses, à peine colorées et inodores ; elles ne contiennent pas la moindre trace de sucre ; la densité est à peine supérieure à celle de l'eau. Après avoir inutilement administré de l'opium, on prescrivit de la valériane à haute dose. Diminution progressive après vingt jours de ce traitement.

Observation VI (Résumée).

(Garrold, *in* Fischer, *Arch. gén. de médecine*, 1862).

Une jeune fille de dix-neuf ans est conduite à l'hôpital d'Edimbourg. Deux mois avant son entrée, elle avait glissé dans un escalier et n'avait pu éviter la chute que par un effort. Elle fut atteinte aussitôt de métrorragie et ressentit dès le soir du même jour une soif extraordinaire avec écoulement d'urine en quantité considérable. Les urines, qui n'avaient aucune saveur douce, atteignaient le chiffre de 50 à 60 livres en vingt-quatre heures. La malade quitta l'hôpital au bout de deux mois, rendant de 5 à 10 livres par jour.

Observation VII (Résumée).

(Kahler, *Zeitschrift f. Heilkunde*, Bd. VII, 105).

W. A..., vingt-neuf ans, ouvrier, a un grave traumatisme de la tête, le 15 octobre 1884 (perte de connaissance ,issue de sang par le nez, la bouche et les oreilles). Pas de paralysie faciale, par contre paralysie du droit externe gauche et nystagmus de l'œil gauche. Pupilles contractées et égales ; pouls 76, régulier. Le 17 octobre, incontinence d'urine ; le 19 octobre, surdité double ; le 21 octobre, parésie manifeste du facial gauche, diminution de la sensibilité dans la moitié gauche de la face. — 24 octobre : depuis quelques jours, la malade boit extraordinairement. 12 litres d'urine pâle, de densité 1,005, ne contenant ni sucre, ni albumine. Sortie le 10 décembre ; la polyurie persiste sans changement (12 à 15 litres).

État général très bon. En février 1885, diminution de la

soif et de la polyurie, pourtant il se levait trois ou quatre fois la
nuit pour uriner.

OBSERVATION VIII (Résumée).

(Mosler, *in* Kahler).

Sujet âgé de dix-sept ans ; à l'âge de trois ans, chute et violente
contusion de la tête. Immédiatement, céphalalgie intense, apparition de polyurie et de polydipsie ; aucun symptôme de lésion
cérébrale, bon état général. 7 à 9 litres d'urine en vingt-quatre
heures. Ni sucre, ni albumine.

OBSERVATION IX (Résumée).

(H. Fischer, *Volk. Samml. klin. Vortrag.*)

X..., seize ans, reçoit un coup sur la tête ; aussitôt perte de connaissance, symptômes de commotion cérébrale, énorme polyurie
immédiatement après l'accident, densité 1,002. Guérison au bout
de trois mois.

OBSERVATION X (Résumée).

(Nothnagel, *Wirchow's Arch.*, Bd., LXXXVI, H. 3).

Homme âgé de trente cinq ans, reçoit un coup de pied de cheval dans le ventre et tombe sur l'occiput. Immédiatement polydipsie, polyurie ; pas de perte de connaissance, pourtant engourdissement et douleur de la nuque. Pas de symptômes cérébraux
ultérieurs ; observé seulement pendant dix-neuf jours, 12 à
14 litres d'urine en vingt-quatre heures, ni sucre, ni albumine.

OBSERVATION XI (Résumée).

(Bachet, thèse de Paris, 1874).

Homme, trente-neuf ans, forte contusion de la tête à la suite de
la chute d'un toit ; perte de connaissance passagère ; aussitôt après,

soif violente ; 30 litres le jour de l'accident. Il persista une légère dureté de l'ouïe et de la diminution de l'acuité visuelle, surtout à droite. L'urine oscilla entre 20 et 25 litres, sous l'influence du traitement, la quantité tomba à 11 litres. Bon état général.

OBSERVATION XII (Résumée).
(Maucotel, thèse de Paris, 1883).

Homme, trente-deux ans ; violent coup de bâton sur la tête ; perte de connaissance qui dure huit jours ; guérison lente d'une blessure située au-dessus de l'œil droit. Quantité d'urine oscillant entre 15 et 20 litres. Persistance de la polyurie, sans altération de la santé et sans autre inconvénient que le tourment de la soif. En 1882, perte des forces, vertiges avec perte de connaissance ; 19 litres d'urine en vingt-quatre heures ; en 1883, 20 litres. Densité, 1,002 à 1,003, ni sucre, ni albumine ; diminution passagère sous l'influence du traitement.

OBSERVATION XIII (Résumée).
(Panas, *in* Kahler).

Homme de trente-neuf ans, fait une chute d'un mètre ; aussitôt perte de connaissance ; le jour suivant, otorrhagie double, parésie du facial droit ; deux jours après, paralysie du droit externe droit et parésie de l'hypoglosse droit. Six jours après l'accident, la quantité d'urine s'élève à 3 lit. 500, et plus tard (après la guérison d'une pneumonie), à 5 litres et au-dessus. Persistance pendant cinq semaines, sans aucun changement.

OBSERVATION XIV (Résumée).
(Flatten, *in* Kahler).

Homme, vingt-deux ans, reçoit un coup sur la nuque ; aussitôt épistaxis et perte de connaissance qui dure une demi-heure ; l'épistaxis se renouvelle les jours suivants (fracture de la base). Pendant cinq jours, violentes douleurs de tête du côté gauche, bourdonnements de l'oreille gauche, diplopie fréquente.Immédiatement après l'accident, polyurie et polydipsie. Quatre semaines après l'accident, paralysie totale du droit externe gauche, parésie notable du droit externe droit; troubles de l'audition à gauche (impossibilité de percevoir les sons).10 à 13 litres d'urine en vingt-quatre heures, ne contenant ni sucre, ni albumine, de densité allant de 1,001 à 1,004. Sous l'influence de l'iodure de potassium, la polyurie diminue (5 à 7 litres trois mois après l'accident).

Observation XV (Résumée).

(Steinhein, *Deut. med. Wochenschrift*, 1885).

Femme, trente-sept ans, reçoit un coup sur l'occiput ; perte de connaissance qui dure une demi-heure, épistaxis, écoulement de sang par l'oreille gauche, vomissements, vertiges, insomnie. Quinze jours après, paralysie complète du droit externe gauche, polyurie et polydipsie.

La quantité d'urine est de 3 à 4 litres, sans sucre, ni albumine, de densité 1,020. Six semaines après l'accident, la paralysie rétrograde, la polyurie subit une diminution marquée.

Observation XVI (Résumée).

(Jacobi, *Arch. f. Ophtalmol.*, Bd XIV, 1868.)

Coup sur le côté droit de la tête, perte de connaissance, hémorragie par le nez, la bouche et l'oreille droite ; les jours suivants, assez bon état général; œdème de la paupière inférieure droite, acuité visuelle diminuée par une hémorragie très étendue de la rétine ; le onzième jour après l'accident, paralysie du droit externe gauche, soif inextinguible ; mort quinze jours plus tard. A l'autopsie, on trouve une fracture de la base et une fissure de la partie écailleuse du temporal ; le cerveau ne fut pas examiné.

OBSERVATION XVII (Résumée).

(Tuffier, *Revue de Chirurgie*, IV, n° 10, p. 827).

A..., dix-sept ans, fait une chute de la hauteur de trois étages : fracture avec enfoncement du frontal ; hémorragie par l'oreille droite, commotion cérébrale grave, état comateux qui dure trois jours et auquel fait suite de l'excitation psychique qui persiste pendant trois semaines, puis peu à peu retour à un état psychique normal.

A ce moment le malade commence à se plaindre de la soif.

10 à 12 litres d'urines en vingt-quatre-heures, sans sucre, ni albumine.

Deux mois après l'accident, on trouve, à droite : paralysie incomplète du droit externe, hémianopsie temporale, perte de l'ouïe, violents bourdonnements continuels. 13 à 15 litres d'urine en vingt-quatre heures, de densité 1,008 à 1,012. Traitement par ergotine : quatre mois après, 5 litres en vingt-quatre heures.

Diabète sucré précoce [1]

OBSERVATION XVIII (Résumée).

(Szokalski, *Union médicale*, 1853).

Vigneron, âgé de trente-huit ans, robuste, sanguin et jouissant d'une excellente santé tombe d'un rocher escarpé, le 15 janvier 1853 (perte de connaissance). On constate, sur le vertex, une plaie

---

[1] Nous rapportons d'abord neuf cas de diabète précoce avec guérison ; dans nos autres observations le diabète a pris une marche chronique ou s'est terminé par la mort.

à lambeau de 8 à 10 centimètres ; au-dessous, les os du crâne sont brisés et enfoncés au milieu de la suture sagittale ; l'enfoncement consiste en deux morceaux du pariétal gauche ; le pariétal droit fait sentir un bord saillant et tranchant ; les autres parties du crâne étaient intactes, mais les téguments de la tête et de la face présentaient plusieurs contusions profondes et des déchirures. Engourdissement de la moitié droite du corps, paralysie limitée au pied droit, exagération de la sensibilité et de l'épaule du même côté ; sensibilité diminuée au mollet, presque nulle au pied. Strabisme interne de l'œil droit. Saignée copieuse, eau froide sur la tête ; nuit mauvaise, fièvre, délire ; nouvelle saignée ; bouche mauvaise, vomissements bilieux ; purgation, pouls faible et précipité ; peau sèche, soif ardente ; polyurie et pollakiurie.

Urine chargée de sucre, pâle, inodore, sans dépôt (réaction avec cuivre et potasse). Le traitement consista en l'administration de boissons alcalines et de purgatifs salins ; on supprima aussi les féculents de l'alimentation du malade. Cinq semaines après l'accident, le pied paralysé commence à se mouvoir, l'engourdissement de la moitié droite du corps disparaît ; urines copieuses encore, mais contenant moins de sucre.

Trois mois après le traumatisme, rétablissement presque complet, plus de glucose dans les urines dont la quantité est devenue normale.

Observation XIX (Résumée).

(Scheuplein, Klinik Chirur., XXIX).

Un dragon de vingt-trois ans tomba de la hauteur d'un troisième étage ; pas de perte de connaissance, aucun trouble nerveux, miction involontaire au moment de la chute. On diagnostiqua une luxation de la deuxième vertèbre dorsale qu'on réduisit facilement. Etat général excellent.

L'urine dans les quatorze premiers jours n'avait renfermé ni sucre, ni albumine ; au quinzième jour, le malade accusa une soif vive ; urine très pâle et très abondante ; réaction sucrée franche ;

la glycosurie et la polyurie augmentèrent rapidement pendant que le poids du malade diminuait.

Sous l'influence du régime azoté et des bains chauds, la quantité d'urine diminue régulièrement à partir du vingtième jour. A partir du quarante-troisième, on n'y constatait plus de sucre, la polyurie seule persiste; au moment de la sortie (soixante-dix jours après l'accident), 2 kg. 700 d'urine.

Deux ans après l'accident, le blessé n'a plus éprouvé aucune manifestation du diabète.

Observation XX (Résumée).

(Kämnitz, *Arch. f. Heilkunde*, 1874).

Une jeune ouvrière, de dix-sept ans, a la tête comprimée entre deux machines; perte de connaissance, puis vertiges, épistaxis; urine claire, non albumineuse. Paralysie passagère du droit externe droit. Six jours après, polydipsie; urines pâles, de densité 1,023, avec 1 pour 100 de sucre; jusqu'au 2 mai, la densité monta à 1,029, le sucre à 2,3 pour 100. Etat stationnaire pendant un mois, puis amélioration progressive. Trois mois après l'accident, il n'y a plus que du diabète insipide.

Observation XXI (Résumée).

(Plagge, *in* Fischer).

Un garçon de seize ans reçoit un coup de bâton sur l'occiput qui ne détermine aucun phénomène, si ce n'est une bosse sanguine.

La nuit suivante, il survint de la strangurie qui disparut dans la journée du lendemain. Trois jours après, amblyopie, soif et faim violentes, polyurie. Urine jaune pâle, faiblement acide, de densité 1,043, renfermant une grande quantité de sucre.

Guérison en quinze jours, sous l'influence du régime animal et des alcalins; cependant, il restait encore, deux mois après, une polyurie simple.

Observation XXII (Résumée).

(Goolden, *in* Fischer).

Homme âgé de quarante-six ans, d'une bonne santé antérieure, reçut un coup violent sur la tête ; il resta sans connaissance pendant une heure ; à la suite, vertiges, trouble dans les idées. Depuis l'accident, polydipsie, polyphagie et polyurie. Urine chargée de sucre, de densité 1,052. On prescrivit le repos au lit, des fomentations froides sur la tête, des purgatifs. L'état s'améliore peu ; les urines moins abondantes, contiennent des traces d'albumine. On insiste sur les purgatifs et on fait appliquer un vésicatoire à la nuque. Un mois après, l'urine devint moins abondante, se colora davantage, sa densité descendit à 1,012 et le sucre disparut. Santé parfaite six mois après l'accident.

Observation XXIII (Résumée).

(Klée, *Gaz. médicale de Strasbourg*, 1863).

Malade âgée de vingt-quatre ans, d'une bonne constitution, d'une santé robuste, est frappée par un fou furieux qui lui fait quatre blessures situées, l'une dans la fosse sus-épineuse, les trois autres sur le côté gauche de la tête. Le lendemain soif vive que l'on croit tout d'abord symptomatique d'une complication inflammatoire. Quatre jours après, on reconnaît la présence du sucre dans l'urine qui est peu colorée, limpide. La polydipsie et la polyurie allèrent en augmentant pendant quinze jours (7 à 8 litres), restèrent stationnaires pendant huit jours, puis s'amendèrent rapidement. La glycosurie disparut un mois et demi après l'accident ; la polyurie persista pendant quinze jours,

Observation XXIV (Résumée).

(Brouardel et Richardière, *Annales de Médecine légale*, 1888).

C..., quarante-cinq ans, n'ayant jamais fait de maladie est victime d'un accident de chemin de fer le 14 août 1883. Perte de connaissance. A la suite de l'accident, violentes douleurs dans tout le corps et notamment au-dessus du genou droit et au niveau de la région lombaire gauche. Perte des forces, amaigrissement considérable (18 kg. en deux ans). Au moment du premier examen de M. Brouardel, C..., se plaignait de douleurs aiguës dans les mouvements du tronc, de douleurs siégeant le long de la colonne vertébrale, s'irradiant sur les parties latérales du tronc et s'exaspérant par la pression. Les fonctions génitales, au dire du malade, étaient complètement abolies depuis l'accident. Les urines renfermaient 49 grammes de sucre par litre, pas d'albumine. Il fut alors soumis par M. le professeur Bouchard à un régime anti-diabétique et deux mois après le sucre avait disparu.

Observations XXV et XXVI (Résumées).

(Butruille, *Bulletin médical du Nord*, 1887).

I. Dame, âgée de cinquante-six ans, ayant une bonne santé, sauf un peu de dyspepsie gastro-intestinale, fait une chute dans un escalier et éprouve un léger étourdissement. Quelques jours après, grande faiblesse, soif très vive, pas de polyurie; 2 grammes de sucre par litre, 3 par vingt-quatre heures; densité 1,018. Après quelques jours de traitement par le régime et le bromure de potassium, la glycosurie disparut et la malade guérit complètement.

II. Un individu ivre, voyageant sur l'impériale d'un train fut précipité sur le talus de la voie ferrée; on le trouva atteint de plaie du cuir chevelu et de commotion cérébrale; au bout de

quelques jours, l'urine contient une assez grande quantité de sucre.
Le malade avait toujours été bien portant jusqu'à l'accident; la
glycosurie disparut sous l'influence du traitement au bout de
quatre ou cinq semaines et le malade put sortir complètement
guéri.

Observation XXVII (Résumée).

(Griesinger, *Arch. für physiol. Heilkunde*, 1859).

Un garçon de dix-huit ans, d'une bonne santé habituelle, fait
une chute sur les pieds de la hauteur d'un premier étage, en 1852.
Pas de perte de connaissance; la nuit suivante, début du diabète
par une soif excessive. L'urine observée pendant quinze jours,
donna une moyenne de 5 litres, avec 260 grammes de sucre. Le
malade entra à la clinique en 1855 dans un état cachectique et eut
beaucoup de furoncles et abcès aux fesses et dans les aînes; mort
en 1857. Pas d'autopsie.

Observation XXVIII (Résumée).

(Itzigshon, *Union médicale*, 1858).

Maréchal-ferrant, trente-huit ans, robuste, toujours bien portant; reçoit un coup de hache sur le sommet de la tête; il survient
de suite des troubles de la miction (strangurie); ces symptômes
disparurent, mais il s'établit peu à peu un diabète. Soif allant
souvent jusqu'à 10 litres par jour. Mort d'une affection(?) du foie
Pas d'autopsie.

Observation XXIX (Résumée).

(Bouvier, *in* Fischer).

S..., Eugène, âgé de onze ans; parents et sœurs jouissant d'une
bonne santé. Maladie ayant débuté il y a quinze mois, à la suite

d'un coup sur les reins. Urine claire comme de l'eau de roche, ne contenant pas d'albumine, mais du sucre en grande quantité. Cataracte double, opération bien supportée, mais le malade succombe dans un état de faiblesse extrême, deux ans après l'acci dent. Pas de renseignements sur l'autopsie.

Observation XXX (Résumée).
(Marotte, *in* Fischer).

R. G..., cinquante ans, domestique, n'a jamais souffert que de crampes d'estomac, a fait une chute sur le côté gauche du front; perte de connaissance. Quelques jours après, apparition d'une polydipsie énorme (un seau d'eau en vingt-quatre heures); peu d'augmentation de la faim. Amaigrissement considérable; insomnie; la quantité de glycose est de 26 pour 1000.

Observations XXXI et XXXII (Résumées).
(Frerichs, *Traité du Diabète*, p. 205).

I. P..., ouvrier, trente-six ans, entre à la Clinique le 16 décembre 1855; en septembre 1863, il a fait une chute violente sur le front, a eu une vive frayeur, mais n'a pas perdu connaissance. Quelques jours après polydipsie et polyurie, puis polyphagie. Un an plus tard, les dents se carient; au commencement de 1865, cataracte double avec cécité complète; à la suite de l'opération, le malade recouvre la vue d'une manière satisfaisante. La faiblesse générale augmente de plus en plus. A l'entrée du malade à la Clinique, on ne constate aucune altération des viscères de la cavité thoracique et abdominale; la vue a beaucoup baissé, l'ouïe est très diminuée à gauche. Urine jaune verdâtre foncé, très riche en sucre, sans albumine tombe de 15 à 7 litres, puis à 4 sous l'influence du régime animal; par contre la densité s'élève de 1,028 à 1,030. Ces chiffres se maintiennent comme moyenne jusqu'à la sortie du malade,

II. G. D..., âgé de quinze ans, est fort et bien portant jusqu'en août 1867. (Une de ses sœurs est morte dans le coma diabétique en octobre 1866.) Il est atteint de vertiges à la suite d'un coup à la tête ; en même temps, soif vive ; l'urine contient de 6 à 6,5 pour 100 de sucre, avec 4 à 6 litres par jour, soit 320 à 360 grammes de sucre. Le malade est profondément affecté par la mort de sa sœur, il est dans une grande agitation et dort à peine la nuit ; perte complète de l'appétit. Le 29 octobre, céphalalgie violente, apathie ; l'haleine présente une forte odeur de fruits ; perte de connaissance et agitation vers le soir ; mort le lendemain. L'autopsie n'a pas été faite.

OBSERVATION XXXIII (Résumée).

(Loisnel, *Normandie médicale,* 1890)..

P..., vingt et un ans, n'a aucun antécédent morbide ; deux sœurs et un frère bien portants, aucune tare héréditaire. Le 11 décembre 1889, P... tombe sur une chaise en jouant avec un de ses camarades ; le coup fut violent et porta au milieu des deux premières vertèbres lombaires ; on fut obligé de relever le malade et de le coucher ; impossibilité de rester assis. Pas de fracture des apophyses épineuses, douleur très vive, par la pression de la colonne vertébrale, s'irradiant dans les membres inférieurs. Pas de troubles de la sensibilité et du mouvement ; rétention d'urine. On prescrit des purgatifs, des ventouses scarifiées sur la région lombaire ; le malade urine 500 grammes environ ; pendant trois jours la quantité d'urine reste inférieure à 500 centimètres cubes, douleur moins vive, mais réveillée par le moindre effort. Le 21 décembre, la douleur lombaire a disparu, l'urine est plus abondante (1500 grammes en vingt-quatre heures), sensation de faiblesse extrême, soif très vive ; l'urine contient 10 grammes de sucre par litre, sans albumine. Légère diminution sous l'influence de l'opium et de la liqueur de Fowler, mais l'amaigrissement s'accroît de jour en jour. Le 25 février, céphalalgie ; anéantissement général, état comateux, anurie, l'odeur de l'haleine rappelle celle de l'acétone. Mort le 5 mars, dans le coma. Pas d'autopsie.

Observation XXXIV

(Butruille, *Bulletin médical du Nord*, 1887).

X..., vingt-huit ans, excellente santé, pas de diabète antérieur, mais tendance à l'obésité. A fait une chute de voiture et s'est fait de nombreuses plaies contuses et une forte contusion au coude. Depuis ce moment, amaigrissement rapide (500 gr. par jour), grande lassitude, soif ardente; pas de polyurie ni de polyphagie, gingivite. On constate une grande quantité de sucre qui, sous l'influence du traitement, descend à 4 gr. 20 par litre. Disparition totale de la glycosurie un mois après l'accident; la densité de l'urine est de 1,016, avec un excès d'acide urique et d'urée.

Le malade a perdu presque 30 kilogrammes, mais se trouve bien. Dans la suite, le sucre reparaît à plusieurs reprises à la suite d'ennuis de diverses natures.

Observation XXXV (Résumée).

(Schäper, thèse de Göttingen, 1873).

H. O..., vingt ans, manœuvre; aucun antécédent héréditaire, a été alité il y a six ans par une maladie de poitrine qui a duré trois semaines. Le 13 janvier 1868, il est frappé par une pierre au côté gauche de la tête; perte de connaissance incomplète; était encore alité lorsque survint rapidement une soif toujours croissante. Pas de symptômes subjectifs; malgré l'amaigrissement, les forces ne furent pas diminuées. Le malade présenta une paralysie du facial, puis bientôt du droit externe; la plus grande quantité d'urine rendue fut de 16 lit. 5 avec 424 grammes de sucre. L'état général resta excellent; le sujet pesait 108 livres contre 96 à son admission, il monta même jusqu'à 114. Le 19 octobre, on apprit de son maître qu'il était **très rangé** et laborieux et beaucoup plus utile qu'auparavant. Le 7 mars 1869, symptômes de tuberculose au sommet gauche. Amélioration plusieurs fois par un régime anti-diabétique et possibilité de travailler. Mort le 22 mai 1871 de tuberculose.

Autopsie. — Surface du cerveau congestionnée, dure-mère adhérente à la base du crâne ; plancher du quatrième ventricule friable et mou, de couleur gris jaunâtre ; du côté droit, sur le plancher, on voit un foyer de ramollissement, diminuant d'étendue en allant en profondeur et ayant détruit le noyau du facial droit avec une partie de ses fibres d'origine et une portion du tissu sousjacent.

OBSERVATION XXXVI (Résumée).

(Asher, thèse de Iéna, 1894.)

H..., quarante ans, industriel, un peu irritable, colère, se fatiguant facilement ; fatigue s'accompagnant de mal de tête et de mauvais sommeil, qu'il combattait par le bromure de potassium. Hérédité nerveuse très chargée (mère, frère, fils, fille, cousine). H... fait une chute sur un tas de pierres non éclairé, tombe sur les genoux, puis sur la cage thoracique (29 novembre 1893). A la suite, sensation de faiblesse, tremblement, vertiges, nausées, pas de vomissements, insomnie pendant deux nuits, peu de sommeil après ; impossibilité absolue de travailler, perte de l'appétit, apathie, tristesse, irritabilité, sensation d'angoisse à la tête et à la région précordiale, démarche légèrement oscillante. A plusieurs reprises, l'urine se montre normale. L'examen rigoureux du malade, communiqué à la Compagnie d'assurances, conclut au diagnostic de névrose traumatique et à un dédommagement. L'état du patient se modifia peu ensuite ; l'examen de l'urine fut fait plusieurs fois sans qu'on n'y découvre rien d'anormal. Le 18 décembre 1893, le poids spécifique de l'urine est de 1,035 avec des traces d'albumine et de sucre. Le médecin de la famille consulté, déclara que l'urine avait toujours été normale avant le traumatisme. Sous l'influence de la diète, la glycosurie diminua, mais on ne put obtenir la disparition complète

du sucre. Le poids spécifique de l'urine n'a pas marché parallèle-
ment avec l'excrétion du sucre. Le traitement consista en : diète
rigoureuse anti-diabétique, bains faradiques et galvanisation de la
tête (1 milliampère pendant trois minutes). Du 18 décembre au
9 février, l'urine oscille entre 1200 et 2000 centimètres cubes avec
6 à 0,5 pour 100 de sucre; parfois on en note seulement des traces.
Densité $=$ 1,012 à 1,040. Constamment traces d'albumine; la
recherche microscopique donne toujours un résultat négatif. En
août 1894, on note la persistance de la maladie; 5 pour 100 de
sucre ; l'amaigrissement est très peu marqué (3 à 4 livres).

OBSERVATION XXXVII (Résumée).

(Williamson, *The Lancet*, 9 july 1892).

Jeune fille, dix-huit ans, bien portante jusqu'à l'accident, violent
coup sur la tête dans une chute de treize marches dans un escalier ; pas de perte de connaissance ; violentes douleurs de têtes
plusieurs heures après la chute et revenues fréquemment depuis.
Quinze jours après, augmentation de la soif, bientôt suivie d'a-
maigrissement. A son entrée, la malade était dans le coma;
absence de réflexe patellaire. Urine acide, densité 1,045; pas d'albumine, forte quantité de sucre. Réaction nette du perchlorure
de fer.

OBSERVATION XXXVIII (Résumée).

(Mlle Bernstein-Cohan, thèse de Paris, 1890-1891).

Antoine D..., quinze ans, père et mère bien portants, aucune
maladie antérieure, toujours santé excellente. En mars 1889, fai-
sant de la gymnastique au trapèze, il tomba sur les fesses, puis sur
le dos ; il resta deux minutes à terre sans se relever, mais il n'y a
pas eu de perte de connaissance. Pendant trois jours, il a des douleurs de rein ; six jours après sa chute, il commence à uriner

beaucoup, en même temps, polydipsie et polyphagie intense. Amélioration sous l'influence du régime, mais tous les symptômes notés persistent. En septembre 1890, on note l'absence complète de troubles de la sensibilité et de la motilité. Organes des sens intacts; sommeil paisible ; céphalée, un peu de somnolence dans la journée. La polyurie oscille autour de 8 litres, de densité 1,032 avec 70 grammes de glycose et 5 grammes d'urée par litre. Etat à peu près le même en mars 1891 ; le foie déborde de deux travers de doigt les fausses côtes.

OBSERVATION XXXIX (Résumée).

(Lecoq, *Gazette hebdomadaire*, 1863).

T..., trente-trois ans, matelot, fait une chute dans laquelle la tête porte violemment sur le parquet; le lendemain, céphalalgie, soif très vive, dilatation des pupilles ; pendant les trois premiers jours la soif augmente ; le troisième jour, les urines contiennent 3 grammes de sucre. Neuf jours après, abattement, diminution de l'intelligence, somnolence continuelle, contracture des membres supérieurs ; les urines contiennent 10 grammes de sucre par litre. Mort le lendemain.

Autopsie. — Tout le lobe antérieur droit est rempli par une grande quantité de sang noir caillé; autour de ce foyer sanguin, la substance cérébrale est molle et diffluente. Il existe un second épanchement moins étendu dans le lobe sphénoïdal droit. Le cervelet, la protubérance et le bulbe n'offrent rien de particulier.

OBSERVATION XL (Résumée).

(Jacquemet, *Mon. des Sciences médicales*, 1862).

Valet de ferme, dix-neuf ans, constitution forte, bonne santé habituelle. Le 26 octobre 1861, violent coup sur l'occiput, plaie des téguments, fracture du crâne et signes de commotion cérébrale, perte de connaissance, vomissements. engourdissement dans tout le corps. Le 27, urines abondantes, contenant 5 grammes de glycose pour 1000; le 28, 6 pour 1000, pas d'albumine. Le 30, aggravation de l'état général, fièvre, tétanos, mort.

Autopsie. — Fracture de l'occipital; le cerveau, le cervelet, la protubérance et le bulbe ne présentent aucune trace de contusion ou d'inflammation. A peine trouve-t-on quelques indices de congestion dans la moelle allongée. Le quatrième ventricule parait intact.

OBSERVATION XLI (Résumée).

(Todd, *British med. Journal*, 1858).

Elisa P... est reçue le 2 février 1858, sans connaissance, après une chute dans un escalier. Hémiplégie droite avec contracture et mouvements réflexes exaltés. Le lendemain, la malade reprend connaissance, mais les urines sont involontaires et elle ne recouvre la parole qu'au bout de huit jours. Le 22, la paralysie persiste, ainsi que la contracture; céphalalgie occipitale. Urines contenant du sucre, sans albumine, de densité 1,010 à 1,021. 2 à 3 litres en vingt-quatre heures. Les muscles restèrent paralysés et s'atro·· phièrent; les urines contenaient toujours une proportion minime de sucre.

OBSERVATION XLII

(M. le professeur Lépine, *Semaine médicale* p. 73, 1897).

R..., vingt-quatre ans, serrurier.

Pas d'antécédents héréditaires. Sept frères ou sœurs en bonne santé, cinq morts en bas âge. Bonne santé antérieure jusqu'au mois de septembre 1895.

A cette époque, il fit une chute de 9 mètres de hauteur; il tomba sur de la terre, la tête aurait porté sur le sol. Il n'y aurait eu aucun symptôme immédiat; pas de perte de connaissance.

Quinze jours après environ, ses camarades remarquèrent qu'il urinait plus souvent ; peu à peu, il se mit à boire 5 à 6 litres de liquide. Deux mois après, amaigrissement, adynamie qui ne font que s'accroître pendant les mois qui suivent.

En septembre 1896, le malade entre, salle Sainte-Elisabeth, dans le service de M. le professeur Lépine et y fait un séjour d'un mois environ. A sa sortie, l'adynamie était moins prononcée, la polydipsie était descendue de 15 à 10 et même 8 litres. A sa sortie de l'hôpital, le malade se remit à travailler et ne suivit aucun régime spécial.

23 décembre 1896. — Le malade entre pour la seconde fois dans le service de M. le professeur Lépine.

« Dans les jours qui suivirent son admission, soumis à un régime antidiabétique (viande, œufs, salades, légumes et fruits en petite quantité), il excrétait de 9 à 10 litres d'urine non albumineuse, renfermant par litre : urée, 7 grammes à 8 gr. 50 ; sucre, 48 à 55 grammes.

« Le malade était peu amaigri, mais très faible ; il avait souvent de la fièvre le soir, en raison de sa lésion pulmonaire tuberculeuse. L'haleine et l'urine ne présentaient qu'à un très léger degré l'odeur aigrelette de l'acétone ; mais l'urine, additionnée de perchlorure de fer, se colorait très fortement. On devait, en conséquence, admettre qu'elle renfermait une grande proportion d'acide acétylacétique. »

30 décembre. — M. le professeur Lépine constata une amplitude insolite des mouvements respiratoires et prescrivit 25 grammes de bicarbonate de soude dans la journée.

31 décembre. — « Au matin, le malade accusa une grande faiblesse et dit qu'il se sentait mourir. Il tomba dans le coma vers 8 heures. Deux heures après, au moment de la visite, le coma était complet, les yeux clos, les pupilles très contractées ; on comptait 28 respirations par minute, très amples. L'haleine avait, plus que la veille, l'odeur caractéristique de l'acétone ; le pouls, très petit, battait 124, la température était de 36°5. »

A 11 h. 1/2, M. le professeur Lépine injecta dans une veine du bras 2 litres d'une solution, à 38 degrés, contenant par litre

10 grammes de bicarbonate de soude et 7 grammes de chlorure de sodium.

« Pendant la durée de l'injection, le pouls devenait plus fort, la respiration moins ample. A la fin, le malade avait les yeux ouverts et spontanément demandait à boire. On lui fit absorber par la bouche 50 grammes de bicarbonate de soude dans de l'eau et du vin en l'espace de quelques heures.

« Quatre heures après l'injection, la malade avait sa connaissance la respiration, toujours à 28, était moins ample que le matin ; le pouls fort battait à 130 ; l'état général était satisfaisant, sauf que le malade avait peu uriné. »

« Le soir à 7 heures, le pouls était misérable. Le malade, à peu près sans connaissance, n'avait presque pas uriné. La mort survint à 3 heures du matin.

« Autopsie. — L'encéphale était notablement plus ferme qu'à l'état normal, mais ne présentait ni congestion, ni anémie appréciables.

Le foie, sans anomalie, apparente pesait 2020 grammes; le pancréas, un peu petit, 90 grammes ; le cœur, très mou, 280 grammes. La muqueuse de l'estomac, dans une grande partie de son étendue du côté du pylore était le siège d'un piqueté hémorragique. Les poumons renfermaient des cavernes du volume d'une petite mandarine. Les reins pesaient 380 grammes. Leur substance corticale, nettement blanche, était évidemment altérée. »

Diabète sucré tardif.

OBSERVATION XLIII (Résumée).

(Rayer, *Union médicale*, 1850).

Femme de trente-trois ans, lingère, bonne constitution, tempérament lymphatico-sanguin, toujours bien portante, fait une chute sur la tête suivie d'une plaie qui a fourni beaucoup de sang et a nécessité la ligature d'une artère. Deux mois après, sans cause connue, augmentation de la soif qui ne semble pas avoir coïncidé avec une augmentation sensible de la quantité des urines. L'appétit n'était pas augmenté. Pendant six mois, à part la soif, un léger état de faiblesse et un peu d'amaigrissement, la malade avait assez bonne mine et n'aurait pu se croire malade. Mais la polydipsie et la polyphagie devinrent énormes (six à huit repas par jour, cinq ou six par nuit); la quantité d'urine augmente d'une manière insolite (quatorze à seize vases de nuit dans les vingt-quatre heures); on y reconnaît la présence de sucre. Amélioration très grande sous l'influence du traitement suivant: régime anti-diabétique et bicarbonate de soude. Même état dix-huit mois après l'accident.

OBSERVATION XLIV (Résumée).

(Mahé, Archives de Médecine navale, 1870).

Matelot, vingt-sept ans, constitution très vigoureuse, tempérament nerveux, santé excellente jusqu'en 1866, époque à laquelle il eut la tête engagée sous une voiture renversée. Renseignements incomplets sur les accidents immédiats de la blessure. Un an et demi plus tard, brusque attaque épileptiforme; depuis cette époque, c'est-à-dire depuis deux mois, il est resté hémiplégié. Attaques épileptiformes modérées qui durent plusieurs heures; une seule fois l'attaque a entraîné la perte de connaissance; ces attaques se renouvellent tous les quinze jours environ. Vingt mois après l'accident apparaissent les symptômes caractéristiques du diabète: boulimie, polydipsie, hypocondrie, amaigrissement général considérable. 4 à 6 litres d'urine par vingt-quatre heures, de densité 1,040. Sécheresse et induration de la peau, envies continuelles d'uriner, démangeaisons au méat urinaire.

Sous l'influence d'un régime exclusivement azoté et du tanin, on a une amélioration manifeste, mais le diabète persiste à un degré modéré.

Observation XLV (Résumée).

(Dolbeau, *in* Fischer).

Femme de soixante ans, ayant reçu un violent coup d'une pièce de bois sur le vertex. Il est difficile d'assigner une date précise au début du diabète qui ne s'est montré que plusieurs mois après le traumatisme. Trois ans après, il est très intense, la malade boit de 12 à 15 litres par jour; signes de gastrite, amaigrissement notable malgré des rémissions fréquentes dans la marche de la maladie. Sept ans après le traumatisme, on note : cataracte double, soif peu intense (2 à 3 litres par jour), mais les urines contiennent une forte proportion de glycose, 52 pour 1000. L'opération de la cataracte est suivie de la fonte purulente des deux yeux ; les accidents diabétiques ont cessé complètement pendant la durée (6 jours) de cette inflammation, pour reprendre avec intensité lorsqu'elle s'est apaisée.

Observations XLVI, XLVII et XLVIII (Résumées).

(Frerichs, *Traité du diabète*, 1885).

I. — G. H..., vingt-six ans, fait une chute sur le front, d'une hauteur de 12 pieds, en décembre 1876. A partir de ce moment, il est sujet de temps à autre à des vertiges et à des maux de tête. Dans l'été de 1877, il remarque que ses forces diminuent, qu'il est tourmenté par la soif; il meurt à la Clinique, le 26 mars 1879. Urines 7 à 12 litres, avec 2, 5, 7 pour 100 de sucre, soit une excrétion journalière de 500 à 750 grammes de sucre; pas d'albumine. Prurigo, insomnie, œdème, gingivite, carie dentaire; symptômes de tuberculose aiguë au sommet des deux poumons et à ce moment, diminution progressive de la glycosurie jusqu'à la mort qui arrive sans perte de connaissance.

Autopsie. — Adhérences de la dure-mère avec les os et la pie-mère, substance cérébrale exsangue, brillante, ventricules dilatés. Plusieurs extravasats sanguins sur le plancher du quatrième ventricule ; l'épendyme du quatrième ventricule est fortement épaissi et couvert de végétations papillaires.

II. — R. W..., libraire, tombe de cheval et se fait à la tête une blessure dont il est complètement guéri au bout de quelques semaines ; un mois et demi après, il se fait à la main une blessure insignifiante qui se cicatrise avec lenteur, ce qui fait examiner les urines. Celles-ci, de quantité normale, contiennent 2,5 pour 100 de sucre. Une cure à Carlsbad amène une amélioration passagère, mais le diabète persiste et entraîne la mort par phtisie au bout de trois ans.

III. — F. B..., ouvrier, cinquante ans, a été blessé en 1865 par un coup de barre de fer sur la tête ; il est remis complètement au bout de quelques semaines. En 1866, dyspnée, palpitations, douleurs lancinantes dans les os. Au printemps de 1869, soif, inappétence et perte des forces ; amaigrissement rapide et très considérable ; trouble marqué des facultés intellectuelles, insomnie, diminution de l'acuité visuelle. L'urine, d'une densité de 1,030, contient 4,5, pour 100 de sucre, sans albumine. Mort le 27 mars 1871.

Autopsie. — Pas de lésion, de la boîte cranienne, ni des méninges. Ventricules latéraux un peu élargis ; l'épendyme est épaissi et présente par places un aspect granuleux, surtout au niveau des piliers antérieurs de la voûte et des parties latérales du quatrième ventricule. Les plexus choroïdes latéraux, ainsi que ceux du quatrième ventricule, présentent une teinte jaune brun sale.

IV. — G. V..., vingt-six ans, tailleur, fait une chute d'une hauteur de 12 pieds ; deux mois après, la quantité d'urine s'élève de 6 à 10 litres, avec 6 à 7 pour 100 de sucre. Œdème des pieds, puis hydropisie généralisée, sans albumine dans l'urine. Maux de tête, trouble des idées, vertiges, titubation dans la station debout, somnolence. Mort par phtisie pulmonaire.

Autopsie. — Hémorragies anciennes et récentes sur le plancher du quatrième ventricule.

OBSERVATION IL

(Dreyfous, thèse d'Agrégation, Paris, 1883).

Un homme de trente-cinq ans fait une chute dans un escalier ; il tombe sur la nuque ; état cérébral grave qui guérit en six semaines. Trois mois après l'accident, polyurie soudaine, 10 litres dès le premier jour, densité 1,006. Après six mois, même polyurie, l'urine contient 30 grammes de sucre par jour. Santé satisfaisante, impuissance génitale, soif énorme, la maladie est immobilisée.

OBSERVATION L (Résumée).

(Lavigerie, *Marseille médical*, 1869).

G..., cinquante ans, fait une chute de cheval, en juillet 1866, se luxe l'épaule gauche et se fait des contusions multiples. En septembre, diminution des forces, augmentation considérable de la soif et de la quantité des urines (8 litres en vingt-quatre heures avec 72 grammes de sucre par litre). La diète carnée fut instituée, l'eau de Vichy donnée à boire aux repas ; grâce à ce traitement, l'urine ne renfermait plus que 44 grammes de glucose, six mois après le début des accidents ; densité 1,030 ; 4 litres en vingt-quatre heures. G... fut alors envoyé à Vichy, où le sucre diminua considérablement ; il y revint l'année suivante ayant plus de 50 grammes de glucose ; à son second départ, il n'avait plus que 7 grammes de sucre par litre.

Observation LI (Résumée).

(Jordao, thèse de Paris, 1857).

Terrassier, quarante-un ans, bonne constitution, a reçu un coup violent à la nuque le 1er juillet 1855. Au mois de novembre suivant, il éprouve, pendant vingt jours, une soif très vive, une violente fatigue; polyurie. Puis tout disparaît sans autre traitement que de la tisane de chiendent. L'année suivante, 25 octobre, les mêmes symptômes apparaissent, accompagnés d'un affaiblissement remarquable des facultés génératrices; la tisane de chiendent n'ayant aucun effet, il entre à l'hôpital en février 1857. Amaigrissement, sécheresse de la peau; affaiblissement de la vue, de l'ouïe, du goût et de l'odorat, 10 litres d'urine jaune paille, avec 64 grammes de sucre par litre. Amélioration peu marquée sous l'influence de l'opium; on essaie alors l'eau de Vichy; peu de changement, le malade reste en traitement.

Observations LII et LIII. (Résumées).

(Brouardel et Richardière, *Annales de méd. lég.*, 1888).

I. — P..., cinquante-huit ans, fait une chute sur l'épaule droite, le 23 avril 1881; il peut regagner son domicile, mais présente du tremblement et reste alité pendant environ trois mois. En juin 1882, il présente : 1° une parésie du membre supérieur droit; 2° une anesthésie de ce membre; 3° une légère atrophie musculaire de ce membre (probablement paralysie hystéro-traumatique). Urines sucrées; amaigrissement depuis l'accident, diminution des forces. D'après un certificat médical, P... aurait eu, en avril 1881, des urines albumineuses.

II.— Ch..., quarante-cinq ans, est victime d'un accident de chemin de fer, le 18 juillet 1884; un peu d'étourdissement, mais pas de perte de connaissance. Ch. fut examiné à trois reprises, en juillet et décembre 1884 et en novembre 1885; les certificats médicaux constatent que les douleurs lombaires accusées dès le premier jour persistaient et étaient très vives, que les urines, augmentées de quantité dès le 30 juillet, contenaient, à la fin de novembre, une notable quantité de sucre. En février, les douleurs lombaires persistent; la densité des urines est de 1,032; elles renferment 47 grammes de sucre par litre, sans albumine.

OBSERVATION LIV (Résumée).
(Niedergesäss, thèse de Berlin, 1873).

Agnès S..., douze ans, bien portante jusqu'en juillet 1871, fait une chute dans un escalier, perte de connaissance très courte. Dans les onze mois qui suivirent cette chute, la malade n'a présenté aucun symptôme cérébral. En juin 1872, maux de tête continuels qui augmentent peu à peu; tristesse, irritabilité, inquiétude. Au bout de peu de temps polyurie et polydipsie; grand abattement, anorexie de courte durée, puis polyphagie. Amélioration par la diète carnée. En novembre 1872, on note que le foie dépasse de trois travers de doigt les fausses côtes; l'amaigrissement est considérable; excitabilité extraordinaire et inquiétude, insomnie, céphalalgie, hyperesthésie, mémoire diminuée ainsi que la vue; les milieux de l'œil ne sont pas troublés; 6 litres d'urine environ, de densité 1,025, avec 6,25 pour 100 de sucre et 0,94 pour 100 d'urée. En décembre 1872, l'apathie succède à l'agitation; le foie est toujours gros. Le 25 janvier 1873, la densité de l'urine est de 1,038 avec 7 à 8 pour 100 de sucre; le 27, phénomènes de paralysie, mort dans le coma; pas d'autopsie.

OBSERVATION LV (Résumée).
(Lenné, Deut. med. Wochenschrift, 1892).

Garçon d'écurie, vingt et un ans, toujours bien portant jusqu'à l'accident. En automne 1889, coup violent sur la nuque. Deux mois plus tard, polyurie, polydipsie et polyphagie. En mai 1890, soif extrême, mictions incessantes ; 12 litres d'urine avec 7,6 pour 100 de sucre. Amélioration par une cure à Neunahr (3,5 pour 100 de sucre). Jusqu'en janvier 1891, se soumit au régime ; aggravation de son état lorsqu'il voulut s'y soustraire. La densité de l'urine n'était pas proportionnelle à la quantité de sucre de l'urine. On constata des différences de 200 à 700 centimètres cubes entre la polydipsie et la polyurie, et en faveur de cette dernière. Malgré la gravité du diabète, le malade pouvait facilement accomplir son travail.

Observation LVI (Résumée).

(Ebstein, *Deut. Arch. f. klinik. Medicin.*, 1895).

M. H..., quatorze ans, sans antécédents héréditaires ; pas d'autre maladie que la scarlatine et un érysipèle de la face, toujours bien portante jusqu'en août 1878. Elle fut frappée dans la région du foie par une pierre de la grosseur du poing, lancée avec violence. Pendant huit jours, douleurs violentes au niveau du foie ; en même temps, grande faiblesse et douleurs lancinantes dans les membres, surtout les inférieurs. En décembre, polyphagie, polydipsie et polyurie, amaigrissement (10 kilogrammes). Le foie n'est pas augmenté de volume ; 9 centimètres de matité sur la ligne mamelonnaire ; urine oscillant entre 3 et 8 litres, de densité 1,022, la quantité de sucre dépasse parfois 500 grammes. En mars 1879, on constate une augmentation de volume du foie. Mort le 21 août 1881, trois ans après l'accident.

Observation LVII (Résumée).

Femme, cinquante ans, sans aucun antécédent héréditaire, bonne santé habituelle ; on ne relève que des douleurs nerveuses exagérées pendant la menstruation et à la première grossesse. Contusions multiples le 16 novembre 1894. En février, douleurs dans la région de l'estomac et troubles de la digestion. Soif pas augmentée, mais bouche toujours sèche. En mars 0,9 pour 100 de sucre dans l'urine dont la quantité reste presque toujours au-dessous de la normale ; dans le trimestre suivant céphalée intense, vomissements fréquents, insomnie continuelle. Urines dont la quantité oscille autour de la normale et où persiste le sucre, malgré la diète antidiabétique. Intelligence et mémoire très diminuées, tristesse presque continuelle. En août, disparition du sucre, malgré l'ingestion de grandes quantités d'hydrates de carbone ; en décembre 1,5 à 3 litres d'urine avec 0,275 pour 100 de sucre. Augmentation des vertiges et du tremblement ; de temps en temps, violentes douleurs de tête.

OBSERVATION LVIII (Résumée).

(Ebstein, *Deut. klin. Medicin*, 1895).

H..., quarante-trois ans, goutteux et obèse, a trois sœurs obèses ; coup ayant amené des troubles de l'ouïe ; à la suite, troubles nerveux qui font penser à la névrose traumatique (simulation ?) Début d'un diabète latent intermittent six mois après le traumatisme (le sucre n'est pas constant, il manque à certaines heures de la journée, parfois tout un jour).

CONCLUSIONS

I. L'apparition du diabète, à la suite de traumatismes, est un fait assez fréquent (5 pour 100 environ des cas de diabète reconnaissent cette étiologie).

II. Les traumatismes qui conduisent le plus souvent au diabète sont ceux de la tête ; viennent ensuite ceux de la colonne vertébrale et des autres régions du corps (abdomen, membres).

III. Le diabète traumatique se rencontre surtout chez l'homme et à l'âge moyen de la vie.

IV. Le traumatisme est capable de créer à lui seul le diabète, indépendamment de toute prédisposition.

V. Nous ne connaissons pas, d'une manière précise, le mécanisme par lequel le traumatisme donne naissance au diabète : dans certains cas, il s'agit probablement d'un simple trouble fonctionnel; le plus souvent, l'affection est sous la dépendance de lésions des centres nerveux. Dans ce cas, les lésions se rencontrent en des points très variés de l'encéphale; dans la moitié des cas où l'on a pu faire l'examen du cerveau, elles intéressaient le bulbe et le plancher du quatrième ventricule.

VI. Le traumatisme donne naissance, tantôt au diabète insipide, tantôt au diabète sucré ; celui-ci pouvant apparaître immédiatement ou longtemps après l'accident, on peut lui décrire deux formes : diabète précoce et diabète tardif.

VII. A part quelques phénomènes nerveux, la symptomatologie du diabète insipide et du diabète sucré traumatiques est identique à celle du diabète insipide et du diabète sucré ordinaires.

VIII. Le diagnostic du diabète insipide et du diabète sucré précoce ne présente aucune difficulté ; l'analyse de l'urine permettra de les différencier, l'apparition aiguë des symptômes les fera reconnaître dès le début. Le diagnostic du diabète sucré tardif comprend deux points : 1° reconnaître la maladie qui peut rester longtemps latente ; 2° établir le rapport entre le diabète et le traumatisme (siège et intensité du traumatisme, accidents nerveux...).

IX. Le pronostic du diabète insipide est bénin : lorsque l'affection ne guérit pas, elle ne constitue qu'une légère infirmité, sans retentissement aucun sur l'état général. Le pronostic du diabète sucré précoce est beaucoup plus grave, la guérison n'a lieu que dans les deux cinquièmes des cas ; lorsqu'elle arrive, il peut persister une polyurie simple pendant les premiers mois qui suivent la disparition du sucre. Le pronostic du diabète sucré tardif est identique à celui du diabète ordinaire ; il dépend de l'évolution rapide ou lente de la maladie (guérisons excessivement rares).

X. On cherchera, au début du traitement, à modifier l'état des centres nerveux (glace sur la tête, révulsifs à la nuque, purgatifs énergiques). Plus tard, on pourra essayer, contre le diabète insipide, la valériane, l'ergotine, la strychnine et, contre le diabète sucré, les médicaments nervins (bromure de potassium, opium, antipyrine), indépendamment du régime antidiabétique.

BIBLIOGRAPHIE

ASHER W. — Thèse d'Iéna, 1894.

BACCELLI. — Premier Cong. de Méd. interne, Rome, 1888.

BAUCHET. — Thèse d'agrégation, Paris, 1860.

BAUDIN. — Thèse de Paris, 1855.

BERGMANN. — Die Lehre von den Kopfverletz., Stuttgart, 1880.

BERNARD CL. — Leçons sur le diabète et la glycog. animale, 1877.

BERNSTEIN-COHAN (Mlle). — Thèse de Paris, 1890-91.

BLAU. — Schmidt's Jahrbücher der geseh. Medicin., 1877.

BOUVIER. — In Fischer.

BROUARDEL et RICHARDIÈRE. — Annales d'Hygiène publique et de Médecine légale, nov. 1888.

BUCH. — Jahresbericht der Gesellschaft, Dresde, 1882-83.

BUTRUILLE. — Bullet. de la Soc. méd. du Nord, Lille, 1887.

BUZZARD — Medical Times and Gazette, t. I, 1876.

CANTANI. — Congrès de médecine interne, Rome, 1888. — Deutsche med. Wochenschrift, März 1889.

CANUTI. — Bullet. delle Scienze mediche, 1850.

CARDARELLI. — Congrès de médecine interne, Rome, 1888.

CHARCOT. — Gazette hebdomadaire, 3 fév. 1860.

CHASSAIGNAC. — In Fischer.

CYR. — Archives générales de médecine, 1880.

DEBROU. — Gazette des Hôpitaux, février 1860.

DELPIERRE. — Courrier médical, 9 mars 1861.

DEMANGE. — Article Diabète du Dictionnaire de Dechambre.

DOLBEAU. — In Fischer.

DREYFOUS. — Thèse d'agrégation, Paris, 1883.

EBSTEIN. — Berliner klin. Wochenschrift, n° 42, 1892. — Deut. Arch. für klin. Medicin, p. 305, 1895.

FISCHER. — Archives générales de médecine, t. XX, 1862.

FRANK. — Act. inst. clin. Viln. A. Lips, p. 104, 1812.

FERICHS. — Traité du diabète, Paris, 1885.

FRIEDBERG. — Gazette des Hôpitaux, sept. 1861.

Fritz. — Gazette hebdomadaire, 1859.

Golding Bird. — The Lancet, p. 843, 1839.

Goolden. — The Lancet, 24 juin 1854. — Mémoire lu à la Société harvéienne, 1853. — Union médicale, janv. 1855.

Gosselin. — In Fischer.

Griesinger. — Archiv. für physiol. Heilkunde, 1859.

Gunzler. — Diss. Tubingen, 1856.

Harmann. — In Fischer.

Heimann. — Münch. med. Wochenschrift, avril 1896.

Higgens et Ogden. — Boston med. and Surg. Journal, 1895.

Hodges. — London med. Gaz., jul. 1843.

Hoffmann. — Cong. für innere Medic., avril 1884, Wiesbaden.

Itzigshon. — Union médicale, mai 1858.

Jaccoud. — Art. Diabète du Dict. de méd. et chir. pratiques.

Jacquemet. — Mon. des Sciences médicales, janv. 1862.

Jacquier. — Thèse de Paris, 1868.

Jarrold. — Biblioth. méd., t. XX, p. 278, Paris, 1868.

Jordao. — Thèse de Paris, 1857.

Kahler. — Zeitschrift f. Heilkunde, Bd. VII, Prague, 1886.

Kaemnitz. — Wagner's Arch. Heilkunde, Bd. XIV, 1873.

Kiessling. — Diss. Giessen, 1828.

Klée. — Gazette médicale de Strasbourg, 1863-64.

Kulz. — Gerhardt's Handb. d. Kinderkrank. Tübingen, 1878.

Lancereaux. — Bulletin médical, 1890.

Larrey. Clinique chirurgicale, 1830 36.

Lasègue. — Bulletin de l'Académie de médecine, 1879.

Lavigerie. — Marseille médic., 1869.

Lecoq. — Gazette hebdomadaire, 1863.

Lécorché. — Traité du Diabète, 1877.

Lenné. — Deut. medic. Wochenschrift, n° 21, 1892.

Lépine. — Congrès de Méd. interne, Lyon, 25 oct. 1894. — Semaine médicale, p. 73, 1897. — 12e Congrès des Sciences médicales, Moscou, août 1897.

Leudet. — Gazette médicale de Paris, nos 9 à 11, 1858.

Leyden. — Traité des maladies de la moelle, Berlin, 1879.

Lindsay. — Dubl. Journal, n° 142, p. 257, 1883.

Loisnel. — Normandie médicale, 1890.

Mac-Clintock. — Medical record, New-York, 1867.

Mahé. — Archives de Médecine navale, 1870.

MALAVAL. — In Quesnay (Mém. acad. roy. chirurg.).

MARROTE. — In Fischer.

MARSH. — Dubl. Journal, p. 9, 1854.

MARTIN. — Mon. des Hôpitaux, n° 37, 1857.

MOUTARD-MARTIN. — Gaz. des Hôpitaux, fév. 1860.

MULLER. — Beiträg zur Path. des Rückenmarks, Leipzig, 1871.

MURRAY. — Lancet, 1860.

NEUFFER. — Diss. Tübingen, 1856.

NICAISE. — In Jacquier.

NIEDERGESASS. — Inaug. Dissert., Berlin, 1873.

PAGET. — The Lancet, 20 février 1897.

PAVY. — Archives générales de médecine, juil. 1860.

PLAGGE. — Arch. f. Anatom. und Physiol., XIII, 1859.

POTTIEN. — In Ebstein.

POUTEAU. — Œuvres posthumes, t. II, p. 123, 1873.

RAYER. — Union médicale, 11 avril 1850.

RECKLINGHAUSEN. — Wirchow's Archiv, Bd. XXX.

REDARD. — Revue de chirurgie, 1886.

REID CLANNY. — The Lancet, II, p. 655, 1837.

ROBIN. — Gaz. méd. de Paris, 1878.

ROSENSTEIN. — Wirchow's Archiv, XIII, p. 462, 1859.

ROSSBACH. — Berliner klin. Wochenschrift, 1874.

ROSTAN. — Union médicale, fév. 1855.

SCHAPER. — Inaug. Dissert. Göttingen, 1873.

SCHEUPLEIN. — Archiv für klin. Chirurg., XXIX.

SCHIFF. — In Fischer.

SEEGEN. — Traité du Diabète, Berlin, 1875.

SENATOR. — Diabetes mell. und insip., Leipzig, 1879.

SOREL. — Thèse de Paris, 1893-94.

STOSCH. — Path. und Therap. d. Diab. mellit., Berlin, 1828.

SZOKALSKI. — Union médicale, n° 28, 1853.

TOOD. — Britisch med. Journal, avril 1858.

VALLON. — Zeitshr. d. Gesellsch. d. Aertze, Wien, IX.

VIGLA. — Union médicale, fév. 1855.

VOGEL. — Münch. med. Wochenschr., XXXVI, I, 1889.

WILLIAMSON. — The Lancet, II, p. 9, 1892.

ZIMMER. — Der Diabetes, I Heft, Leipzig, S, 95.

TABLE

Lyon. — Imp. Pitrat Aîné, A. Rey Succ., 4, rue Gentil. — 16435

9 782019 275